U0290267

HOLO WISDOM OF
SYSTEMIC CONSTELLATION

周鼎文 著

系统排列的全息智慧

一对一排列与线上个案的理论与实践

商务印书馆
The Commercial Press

图书在版编目 (CIP) 数据

系统排列的全息智慧：一对一排列与线上个案的理论
与实践 / 周鼎文著. —北京：商务印书馆，2024
ISBN 978-7-100-23892-2

Ⅰ. ①系… Ⅱ. ①周… Ⅲ. ①精神疗法—案例
Ⅳ. ① R749.055

中国国家版本馆 CIP 数据核字（2024）第 083746 号

系统排列的全息智慧
一对一排列与线上个案的理论与实践
周鼎文　著

商 务 印 书 馆 出 版
（北京王府井大街 36 号　邮政编码 100710）
商 务 印 书 馆 发 行
北京顶佳世纪印刷有限公司印刷
ISBN 978-7-100-23892-2

2024 年 8 月第 1 版　　　　开本 880×1230　1/32
2024 年 8 月北京第 1 次印刷　　印张 11⅝

定价：78.00 元

自序 / 突破难言困境，创造丰盛人生

一家上市公司创办人已年长，想由子女接棒，但考虑到子女的能力、个性及性别等因素，难以决定，以至于无法如期完成交棒，甚至子女间也开始出现不和的现象，这让他感到很苦恼。他们不想公开这些事，所以找我做私人个案，在排列里探索出谁最适合接棒以及子女们该如何分工，最重要的是如何调整心态让公司接棒顺利。做完排列后，不只接棒问题确定，子女间的关系也变得更好了，打开彼此之间多年的心结，他们非常感激。

一家知名建筑公司，董事长的强势风格常造成沟通困难。不久前这家公司面临重大抉择：是要被另一家大公司谈判收购，还是自己独立上市？考虑到当前市场压力大，独立上市有难度，也担心管理团队知道不能上市后心态变化影响业绩，这位董事长迟迟无法做决定，来找我做线上排列。做个案的过程中，发现公司对于被收购的方向比较接近，对上市比较疏离。重要的是，董事长惊讶地领悟到他个人对公司的影响竟如此之大，而他面对家族动力的方式更影响了健康。经过一对一排列后，不但协助他厘清公司的抉择——他决定接受并购，给高阶主管们一些股份，让他们可以继续为公司效力；更有价值的是，他学到如何面对家族动力以改善健康，并明白自己退休之后，想要实现自己多年来教学

写书的理想。这是一个清晰果断的决定。

某领域知名的夫妻因相处问题来找我做一对一人偶个案。个案探索出原来他们的议题跟父母同住有很大的关系。这对夫妻有间大房子，他们为了孝顺自己原生家庭的父母，双方父母都搬来跟他们同住，但也因双方暗地里的矛盾影响了夫妻关系。但他们又害怕如果不让父母同住会被外人批评不孝，因此感到很痛苦。透过我的引导，案主找到了其他更好的方式来孝顺父母，不一定要同住才叫孝顺。这对夫妻完全释然，并承诺要重新经营彼此的关系。

每个人活在世上都有自己要面对的议题，当遇到人生重大课题时，除了自己静下来好好面对外，我们都希望能和有经验的人商量，同有智慧的人讨论，并且期待有专业知识的人能帮我们从不同角度厘清问题，给予中肯建议，寻找解决之道，让我们更清楚地了解如何发挥力量。然而，不管是企业、组织、家庭或个人议题，有些议题非常私密，此时一对一排列便能提供最好的支持，帮助人们在私密情况下，透过全面的系统智能地面对问题、攻克难关，开创更好的未来。

所以，这些年我特别提供一对一排列服务，帮了许多有需要的人，其中不乏政商名人、影视明星、企业负责人。我了解这份需求，因为同样都是人，只是处在不同的位置，都有自己要面对的挑战。很高兴看到这些朋友透过我们专业的支持，克服挑战，发挥让自己与这个世界变得更好的影响力。

同时，在网络时代，我特别发展出"线上排列"，透过网络就可以进行一对一排列。尤其是使用人偶作为工具，更能帮助案主看到系统动力的全貌，加上排列师深刻的感知能力与丰富的经验，我所发展的"线上排列"获得了国际上正面的回响。这也促成我想把这门"一对一系统排列"与"线上排列"系统地整理出来，提供给想学习助人专业的朋友。

本书内容从知识原理、操作实务、常见议题范本，到实际案例示范与解析，能让学习者有全面的认识，适合各种助人者学习，包括企管顾问、家庭咨询师、心理辅导员、教练咨商师、医护人员、心理咨询师、社工师、教师、法院观护员等，所有助人者都可以将这门学问融入工作中，帮助你的客户、案主、学员与病人等。

全世界已有超过数十个国家的专业人士运用"系统排列"支持了无数企业、家庭和个人，但如果要成为"专业的一对一排列师"，除了阅读本书外，更要参加专业认证训练，向最资深的训练师学习，因为一对一排列师的要求比一般排列师还要高。"道石国际系统排列学院"特别训练排列师的观察与感知能力，以及对系统动力的深刻认识，并培养专业的助人心态与技巧。有了专业质量才能更好地帮到人们突破困境，清晰有力地创造更丰盛的人生。

本书付梓，要感恩所有个案的信任、道石学院伙伴的协助、玉凤老师与易兰珍校长的策划、陆玫的笔记整理、心灵工坊团队以及所有参与的人。

周鼎文

2023.11.20

目 录
CONTENTS

附录

第 1 章

全息智慧：『一』即一切，一切即『一』

一、什么是"全息"？

"全息"（Holo）就是全部的信息。比如一张照片里有一个人像，如果我们把这张照片撕成许多碎片，从每块小碎片中仍可以看到完整的影像，这样的照片叫作全息照片。换句话说，全息就是局部可以反映出整体，一小部分包含了整体的信息。

以上是全息的现象，当我们透过现象来深刻观照全息的本质时，我们就会发现：全息是宇宙创造万物的方式。

老子说："道生一，一生二，二生三，三生万物。"老子称一切万物的总创造力为"道"，耶稣称之为"神"，而这总创造力的创造方式，就是透过一个最小的单位来复制生成万物，最后形成一个包容万物的整体。换句话说，一切万物都是透过一个小单位发展形成的，从最小的单位就可以了解万物，从"一"就可以了解整体，这就是全息。

因此，你可以说全息就是"道"的智慧的展现方式，或者宇宙创造力运行的一种律则。

二、全息现象的应用

全息现象处处可见并被广泛应用，包括医学、生物学、科技、物理学、心理学等各方面。

全息生物学

张颖清教授研究全息胚, 发现每个全息胚跟整体的缩影一样, 内部皆包含有机体各个器官与部位的对应点 (图 1–1)。

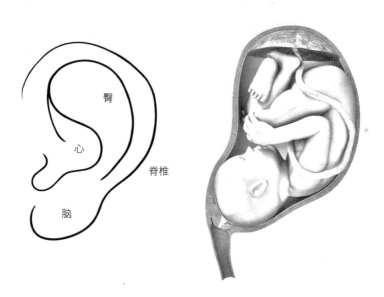

图 1–1　耳诊图与胚胎

全息医学

耳针诊治全身疾病是从全息现象所发展出来的, 另外, 脚底按摩也是从全息现象发展而来, 可以反映全身的部位与器官 (图 1–2)。包括著名的董氏针灸, 也把全身分为十个部位与胸背部位, 而每个小部位, 甚至一根手指都可以诊治全身疾病, 这也是全息的现象。

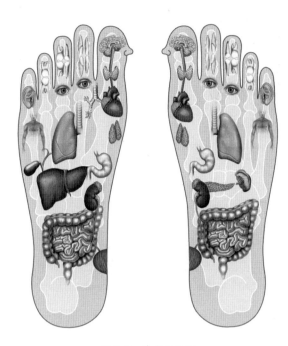

图 1-2 脚底反射区

全息投影技术

利用干涉原理记录物体光波的全部信息，然后利用衍射原理再现物体光波信息。全息投影技术再现的图像立体感强（图 1-3），具有真实的视觉效果，不仅可以产生立体的空中幻象，还可以使幻象与人们进行互动。

现代物理学

现代物理学也热衷于全息现象的研究。1982 年法国巴黎物理实验室有一个惊人的发现，他们把电子做了交互缠结运动之

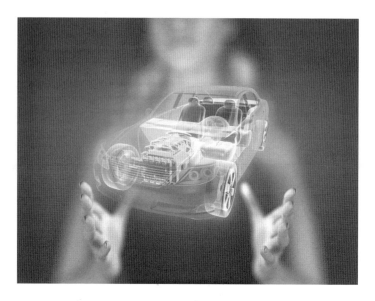

图 1-3　全息投影图

后，不管发射到多远的距离，电子之间竟然能够有一个互通信息的反应，而且互通是实时的，几乎不需要时间。这个惊人的发现挑战了爱因斯坦（Albert Einstein）的相对论理论，也就是没有任何通信速度能够超过光速，因为一旦超过光速，就等于说打破了时间的界限。量子物理学称这种现象为"量子缠结"（Quantum Entanglement）（图 1-4），表示信息可以超越时空界限相互传递。

此外，全息现象也能应用于最新兴的心理学——一对一系统排列，而这也是本书探索的重点。

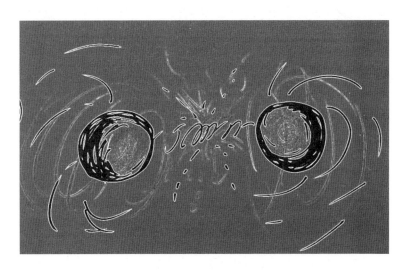

图 1-4　量子缠结

三、全息的四大特性：一对一系统排列的原理

根据上述内容，我将一对一系统排列所运用到的全息的特性，归纳为下列四点：

（一）由小观大

佛言"芥子纳须弥"，道家云"物物皆太极"，英国诗人布莱克（William Blake）写道："在一粒沙中，见到全世界；在一朵野花中，见到天堂；将无垠，握在掌中；见永恒，于一刹那。"全息的核心思想就是，宇宙是一个不可分割的、各部分之间紧密关联的整体，任何一个部分都包含整体的信息。

人跟人之间互动的方式、沟通的内容，公司的决策、运作，在系统里的各种形式、各种现象都是"信息"。在一对一系统排列里，就是透过个案当下所呈现的部分信息，来反映出系统背后的整体信息，进而探索出系统的整体动力，从更大的整体观来寻找问题的解决之道。

（二）信息传递

量子物理学家把电子做了交互运动后发现，不管距离多远，电子之间都能够产生实时相互传递信息的"量子缠结"反应。同理，人是由巨大数量的电子或量子所组成的。当两个人或一群人在家庭、企业等系统里，彼此有了某些联结，建立了某种互动关系，彼此之间也就产生了类似可以相互传递信息的"量子缠结"反应，比如常见的"母子连心"等现象。同时，这一群人所形成的系统就组成了一个巨大的量子场域，也就是形成了一个可以相互传递信息的"信息场"。

而一对一系统排列的进行，就是把这个系统的信息场浓缩出来呈现到当下个案的信息场里，好像是实际生活的一个缩影，所以在这个个案的信息场里就包含了案主所属系统的全部信息，也就是全息。透过系统排列的方法以及排列师的专业能力，我们就有机会将深层的信息、难以觉察的系统动力揭露出来，帮助案主看清真相，找出问题的解决方案。

与此同时，当我们在这个缩影的信息场里找到问题的解决方案，或者重新调整面对的方式，这个力量也会反过来传递到我们真实的生活里，帮助我们在真实的生活里面对问题、改善关系、实现目标。

（三）超越时空

爱因斯坦的相对论提出：时间与空间是一个不可分割的整体，他称之为“时间—空间连续体”，他的理论震惊了世界。而享誉当代的量子物理学家玻姆（David Bohm）又将这个理论提升，他说：宇宙万物都是连续体，不仅时间或空间是连续体，宇宙万物皆是一个连续体。因此，外表看起来每一样东西是分开的，但事实上每一样东西都是另一样东西的延伸。他大胆假设：宇宙就像一张巨大而细节丰富的全息照片。

不仅有科学理论的支持，在系统排列的工作里更有实际体验。我们在系统排列的场域里，就好像透过一张小照片而可以看到整体的大照片，从当下的场域就可以获取万事万物的全息。

爱因斯坦与玻姆的理论也说明了系统排列场域所存在的超越时空的现象：即使个案所排列出来的人物距离在千里之外，并不在现场，但这个人的信息同样可以超越空间，在当下场域呈现；同时，即使这些事件发生在过去，我们一样可以在当下这个现场，超越时间地把它呈现出来。**我们体验到万物互连的信息超越时空，全都可以在这个场域呈现。**这就是全息的“超越时空”特性。而当代科学的新发展正好对一对一系统排列的全息场有了更清晰的解释。

更进一步地，我从辅导的无数案例中领悟到：**整个宇宙万物的信息都是浓缩在当下这个“一”里，也就是所有一切在这个当下是合一的。**这也说明了为什么上述 1982 年巴黎物理实验室的实验，两个电子之间的联系几乎不需要时间，"量子缠结"只是一个物理学上初步的解释。我认为要以超越线性观念的看法，从多维的角度来看，也就是：**整体所有的一切都重叠浓缩在此时此刻的多维场域里**。换句话说，在这个多维场域里，信息是超越时空的、全部重叠浓缩在这里，所以它的联系速度不是以往所认知的三维空间加时间维度的直线距离，它打破时空界限，是一个多维的重叠浓缩时空，此地彼地、此时彼时都重叠在当下的场域里。

现象的发生总是在前，科学研究理论随后，我相信未来科学家很快就会找到更多理论来解释这些现象，并会有更多科学家投入研究，发展出更多美好的运用方式，为人类带来更多的福祉。

（四）转化未来

1963 年美国数学家及气象学家洛伦茨（Edward Norton Lorenz）发展出当今世界最伟大的理论之一"混沌理论"（Chaos Theory），他所提出的"蝴蝶效应"正可说明系统排列里的运作情况。洛伦茨认为：一个微小的初始条件发生变化，可能导致一连串逐渐放大的改变，最终导致未来完全不同的结果。这意味着，系统具有放大作用，一个微小的运动经过系统的放大，最终的影响会远远超过该运动本身。所以当我们在系统排列的场域里真心改变的时候，对于自己的人生甚至整个系统，都可能带来超乎我们想象的影响力量。就像俚语所说："一人得道，鸡犬升天。"一个人得道成仙了，连他们家的鸡跟狗都能升天！

那在什么时候做改变？未来可以改变吗？

全息科学家研究发现，过去、现在和未来共同存在于一个结构上，这意味着每一个时刻都包含了全宇宙的信息，因此宇宙在时间上是全息的；而时间循环包含了空间结构，因此，全息科学家得出的结论是：宇宙是全息的。所以在一对一系统排列里，当我们在当下这一刻找到一个好的解决之道，这个时候我们就有机会转化并创造未来。换句话说，“当下”就是通往过去与未来的大门，“当下”就是改变的钥匙，“当下”如果开始改变，未来就有可能带来巨大的转变。

然而，什么是“好”的改变？

如同“塞翁失马，焉知非福”的故事。如果我将这个故事继续改编下去，那位丢失了马、不用上战场而存活下来的老翁之子，后来会变成什么样呢？有没有可能有一天他不小心引发一场大火把村子里的人都烧死了呢？这时候他活下来是福还是祸呢？所以，到底什么是“好”的改变呢？在人类进化的过程里，我认为还是有一个方向可循的，我们自己要朝这个方向成长，也要帮助案主们朝这个方向成长，而这个方向就是，**领悟生命运作的“道”，活出人生的“道”**。然而有人说“道”高深莫测。是的，但透过许多前辈们的探索与智慧的传承，以及许多实际案例的经验累积，我把它归纳为“生命五大法则”，提供给各位参考，作为我们人生成长的方向以及支持个案成长的方向（关于“生命五大法则”，在后面章节里有详细说明）。

明白了全息的特性也就是一对一系统排列的运作原理，那么这些信息是如何具体呈现的？透过的这个载体就是——身体基因。

四、身体基因：全息的储存器、接收器与发送器

信息无所不在，那么在人身体里面，这些信息是如何储存、接收与发送的？目前的医学研究已证实：人身体里面的每一个细胞都是整个身体的全息。人的受精卵和它发育成的各种细胞相比较，其 DNA 是相同的。人体的每一个细胞都包含了这个人全部的遗传信息（图 1–5）。

除了"储存"全部遗传信息外，透过这些年无数的实际案例，我的发现与假设是：

（1）基因不只是储存信息的记忆库，更是最佳的信息接收器与发送器，如同手机的芯片一样，人透过基因的运作，可以储存、接收与发送信息。

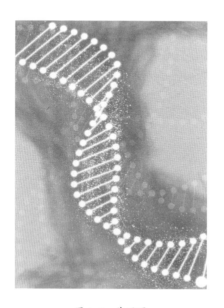

图 1–5　基因图

（2）人的基因运作不仅单独影响个人的生长与生活，如同现在的互联网，人透过基因运作而形成了人与人的互联系统，我称它为"人联网"，不管我们有没有察觉，这些信息都影响着系统里的每一个人，并共存、共享于所有人之

间，而其接收与影响的程度就在于他与所属系统的"亲疏关系"，也就是说，他是否有权利接收某些系统信息，以及接收到的信息深浅与多寡，取决于他在这个系统里的身份与位置关系。

（3）不只人与人之间，人与万物之间也是一个"万物互联"的系统，而这将不再只是概念，而是一种可以体验与检视的事实，透过新兴的系统工作方式——"系统排列"——我们可以更清楚地体验与获知人与人、人与万物在深层里是如何相互影响的。如此一来，我们可以更明确地体认到，这个世界是一个有机的整体系统，这不再只是头脑的观念，更是生命存在的现实。

第 2 章

一对一系统排列

一、系统法则与系统排列

一群人聚在一起有了交互作用之后，就产生了一个如同有生命的有机体，形成了我们所称的"系统"。每个人都活在系统里，而且同时参与了好几个系统，有家庭、工作、企业、人际、社会、国家等系统。有的紧密，有的松散；有的成功，有的失败；有的相处融洽，有的会遇到困难，甚至解散。

每个系统都有其存在的功能和要达到的目标，例如：企业系统如何达到经营目标、实现更好的成果？家庭系统如何让成员们感到幸福和爱？

然而，不一定每个系统都能发挥功能、达成目标，而系统成员往往也不只是表面的互动而已，似乎还有更深层的互动在影响着彼此的关系。因此，如何才能知道系统的深层状态？如何帮助系统发挥功能并达成目标？如何了解成员的深层感受并建立融洽的互动关系呢？

德国伯特·海宁格先生（Bert Hellinger）所发展出的"系统排列"这门学问可以帮助我们活出更好的自己、改善人与人之间的关系，并帮助系统发挥功能以达成更丰盛的目标。

"系统排列"最早是从心理治疗开始的，海宁格先生观察到人的关系里有一些基本的互动，如果这些互动顺利，人就能享有较为成功的关系。其中包括：

（1）归属感（Belonging）。

（2）秩序（Orders）。

（3）施与受的平衡（Balance of Giving and Taking）。

海宁格先生发现人的心理与系统存在着关键的运作律则，如果违背了这些律则，就会出现各种各样的问题。总结海宁格的观察与我过往上万个案例的经验，将人类系统归纳为五大法则：

1. 整体法则（Wholeness）

每个人都有归属于其系统的权利。如果有人被排除，系统里就会有其他人要去填补这个空缺，因而产生牵连纠葛而失去自由。

2. 序位法则（Orders）

每个人在所属的系统依时间先后、辈分、职权、责任大小等都有其所在的位置。即使是出于爱，错误的位置将会带来系统的混乱，甚至灾难。

3. 平衡法则（Balance）

施与受要平衡。金钱、情感等都需要平衡对待，但强调正面回报多增加一点点，负面回报就会减少一点点，如此可让关系变得更加幸福丰富。

4. 事实法则（Reality）

尊重事实如是的样子。对系统里所发生的事实，没有以成熟的方式面对，或编造事实，或成为秘密，系统里的其他人将会承担这些未竟之事所带来的影响。

5. 流动法则（Flow）

爱要流动，人要沟通，生命要传承。过去发生的事，面对后也要放下，系统才会不断有新的活力，生生不息。

系统排列帮助我们去检视是否违背这些法则，并帮助人们学会回归这些法则，以创造更成功、更美好的人生。当整个系统遵循着生命法则的规律，每个人各归其位，负起自己的责任，系统的事实能被承认与尊重，爱与生命力得以流动时，背后的系统就不再是阻力，而可以成为一股助力，支持系统里的成员实现自己的理想。例如公司系统经营更成功，家庭系统更幸福，人际关系更和谐，人生使命更丰盛实现。同时，系统的成员也能够成为推动这个系统的力量，共同推动这个系统朝向更健康成熟、永续发展的方向。

海宁格先生以系统为观点、全息为原理、现象学为方法、哲学领悟为引导，将许多心理学元素整合，发展出一套独特的应用心理学——系统排列。自 20 世纪 90 年代起，系统排列便在国际上激起热烈的讨论与学习，海宁格先生成为世界公认的系统排列开创者。我在 1997 年向海宁格先生学习，并在 2001 年亲自主持了海宁格先生第一场亚洲工作坊，正式将系统排列在亚洲拓展开来。

系统排列这门学问自海宁格先生整合开创以来，便透过许多国际专家们不断累积经验而开展，并融入世界各地的文化智慧，注入无数的生命力量，令现今的系统排列成为一门"活的生命科学"。全世界已有超过数十个国家的专业人士学习运用这门学科，支持了无数企业、家庭和个人，使无数人享有更成功幸福的人生。

二、一对一系统排列的作用机制

系统排列进行的方式主要有两种，一种是团体系统排列，另一种是一对一系统排列（以下简称"一对一排列"）。团体的系统排列是用真实的人当代表来感知系统动力的信息，但在一对一的排列个案中如何来感知系统动力的信息呢？排列师在进行一对一排列的时候会利用一些小工具，例如小人偶、白纸、色纸、小物件等来帮助呈现系统的信息。不过，用这些小工具又如何感知和呈现系统的信息呢？刚开始可能有些人会怀疑，但是许多人在亲身经历之后，往往莫不感到触动与惊讶。

对于不了解或者心中已有评判的人，我想要对他们说：当你更深入地了解透彻时，自然会找到属于你自己的领悟方式。聪明人会懂得好好善用它，为自己以及这个世界创造更好的生活。包括我以及许多国际专业导师，我们已采用一对一人偶排列帮助了世界上许许多多的人。如同海宁格先生回应那些批评者："如果一门学问对人真正有帮助，自然会留下来。"而且值得更多的人投入研究。

一对一排列的背后确实有其运行的道理，我将它归纳为三大作用机制：

（一）全息现象由小观大

一对一排列背后的原理即是"全息"。如同我们在第1章所讲，全息现象处处可见，从中医耳穴、脚底反射到全息投影技术，从物理学家的宇宙理论到佛家的一沙一世界、当下即永恒，处处都有全息现象的存在与运用。

人的身体也是如此，在受精卵分化为体细胞的过程中，体细胞也获得与受精卵相同的一套基因，基因的复制过程隐藏着发育成一个新机体的潜能。因此，基因即是全息现象的展现。我们身上拥有跟父母极相似的基因，而我们父母身上也拥有跟他们的父母极相似的基因，换句话说，我们每个人身上都带着我们整个家族，甚至带着整个人类系统的信息。每个人身上都承载着无数的信息，所以不管我们走到哪里，我们身上都携带着全部信息。

但在一对一排列里，这些信息要如何获得呢？团体的系统排列师用真人作为代表，感知并呈现系统里的信息；而一对一排列师运用小工具，例如小人偶作为媒介，帮助案主把系统的信息呈现出来，**特别是当案主"很专注地"把这些内在的信息用小人偶等工具排列出来时，他们身上所携带的信息，包括意识、潜意识以及系统所储存的集体信息，都会灌注在这些工具里以及所设置的场域里，形成一个"全息场域"——局部反映出整体，小单位包含了整个系统的信息场域。**透过这个全息场域，我们就可以由小观大，了解整个系统的动力情况，包括你的企业的未来走向或者是家庭的深层心理状态等。因此，参与者对于一对一排列往往都会感到非常惊讶，因为在排列的过程中，许多问题的盲点和案主不愿意面对的深层系统动力有机会呈现出来，让案主有机会选择用更好的方式去面对与转化；同时，只要排列师引导得好，在一对一排列里案主会觉得安全并且更愿意敞开心扉，因为有许多私密的议题可以用一对一排列来咨询。

（二）画面呈现系统动力

一对一排列的信息以什么方式呈现？透过位置与画面，以可视化的方式呈现。

人类有一种本能，就是对人、事、物的亲疏关系会通过"距离"来表示其深层感受。因此，当案主用小人偶代表他问题里的人物，并且把这些人物彼此之间的亲疏关系在桌上排列出来时，他甚至不用经过头脑思考，就本能地把内在的信息透过不同的位置呈现出来。以一个家庭为例，当我们请案主将他的爸爸、妈妈和小孩排列出来时，案主会把某个人排得比较近，某个人排得比较远，某个人面对另一个人，或者背对另一个人，透过不同的距离与面对的角度，就可以让我们了解到这家人彼此关系的深层信息。

同时，当人们遇到问题时，会有自己的想法和感受，但有时候我们太过于主观，常常容易产生盲点，甚至会太认同问题，因此，心理学有个方法叫"问题外化"，指的是将人们内在的问题拿到外面来讨论。一对一排列就有这样的味道。一对一排列除了将问题外化之外，更加上了"问题可视化"，并以一种"外在的视觉画面"的方式将问题背后的信息呈现出来，包括意识、潜意识信息与系统动力，如此便可以帮助案主保持一点距离，更客观、更全面地看到整体的状况。而且案主也不会局限在自己的主观意识里，有机会去了解系统里每个人的感受与想法，如此一来，不仅有助于找到问题的解决之道，而且会引发案主去觉察自己该如何调整。

（三）观察感知解决之道

一对一排列中使用的小人偶或小物件只是工具，最重要的信息接收器是排列师这个"人"。作为中立的第三方，排列师要经过严格的专业训练，让自己有能力透过敏锐的感知与观察力，接收并反映案主所排列出来的场域信息。排列师透过专注于自己身体的感觉，用手碰触小人偶或小物件，就如同在团体排列中做代表一样，成为一个信息接收器，去感知案主所排列出来的人物的身体感觉、心理感受与深层想法。排列师同时也要用眼睛观察，观察案主所排出小人偶或小物件的位置、观察案主所有的小动作，包括眼睛、嘴角、表情、手指等肢体动作；案主如何选小人偶代表及如何把它们排出来，还有过程中所有的行为以及所有的表达与情绪，包括他在说某一件事情时的声音，或听到某一句话时的情绪反应。还要观察案主动作与情绪上的差异，比如当他嘴上说着跟某个人很亲近，但是却把代表他的人偶排得很远；嘴上说对某个过世亲人已放下，但在说的时候却红着眼眶等。这时候排列师细致的观察可以帮助我们探索案主的深层信息。

接下来，排列师支持案主探索系统动力与呈现真相、寻找解决之道，面对与转化这些动力的影响。最后透过解决之道的新排列画面，看到问题的关键点。许多时候案主在当下便发生领悟与改变，或者在回去之后知道该选择什么方案，采取什么行动，如何调整自己与系统去面对问题。

三、一对一排列对人们有什么帮助

（一）面对议题

看到系统及自己的运作模式与盲点，觉察系统的深层动力，找到困境的解决之道，帮助系统及自己朝着更好的方向发展。

（二）创造未来

为自己及所在的公司、组织做出更好的决策，选择更好的方案，并预见未来需要注意和加强之处，以便创造出更好的成绩。

（三）支持成长

唤醒案主的内在力量，更有智慧与勇气去经营自己的事业与人生，并带领系统里的伙伴一起努力，转化事业与生命轨迹，将过去的纠结转化为祝福，朝着更成功幸福的道路迈进。

（四）提升质量

领悟生命的道理，学会与宇宙大系统和谐一致的生活方式与做人处世之道，提升系统与人的质量素养，为社会和谐与人类和平服务。

四、一对一排列的应用领域

一对一排列常被应用在以下领域：

（一）企业组织

支持企业与组织制订更成功的经营规划、探索组织深层动力、寻找问题解决方案，并协助重大决策的决定与执行后的检核、人事调整与管理、接班人的选择与规划等。

（二）事业财富

探索与呈现企业家的事业与金钱的动力，改善其本身与事业和财富的关系，思考企业是否有无意识的损失，是否朝向成功富裕，并重新探索最有效的事业经营与生涯规划方式等。

（三）家庭人际

支持人们建立融洽的家庭关系、父母关系；良好幸福的婚姻关系、两性关系、亲子关系、工作与人际关系等。

（四）身心健康

改善身心健康，建立更有效的情绪管理模式，并唤醒内在觉知，学会大系统的生命法则，让自己的工作与生活更自在、更有活力。

五、一对一排列的优势特色

一对一排列的优点很多，其中有四项优势特色：

（1）用画面呈现系统中的隐藏动力。

（2）具有私密性，对于私密议题，案主会感觉放心并愿意敞开内心。

（3）可用的代表数量多，能够满足较多代表排列的需要。

（4）时空方便，约好时间，在安全标准的空间即可进行。

在一般传统的咨询过程中，案主如果只用"语言"来描述他的议题或跟某个人的关系时，往往都是带着自己的"主观"意识，而且描述的内容往往是他自己的表面认知，无法深入深层意识。但透过系统排列，例如一对一排列会利用一些小工具，如人偶或色纸等，可以快速建立一个"画面"，让排列师与案主较"客观"地看见案主的议题或案主跟某个人的关系。再加上排列师感知场域信息的能力，于探索案主的深层意识及系统的隐藏动力时，即可呈现出类似用真人做排列的场域，以帮助案主面对议题，寻找出解决之道。

对于想用系统排列来做助人工作的人而言，团体的系统排列方式需要较多人到现场进行排列、需要热场与控场等，需要照顾整个场域、含容（contain）整个场域，也需要个人话术和魅力，所以带团体排列的人需要具备这方面的能力和天分。然而有些人对带领团体不太能掌控，但精于一对一的系统排列，在这个方面更有感觉及特长，那就可以专攻一对一排列，发挥个人的天分来帮助人。

六、一对一排列的种类

一对一排列归纳起来一般有四种方式：小人偶排列、白纸／色纸排列、小物件排列，以及运用观想的内在排列。

（一）小人偶排列

小人偶是排列师必备的工具，非常好用。排列师可以通过案主排出的人偶位置所呈现的画面，获得案主深层的心理与系统的信息，同时也可以将直接寻找解决之道的画面呈现给案主，让案主有直接的身心领悟与体验。一对一排列中的人偶排列，是透过人偶代表来呈现画面，人偶可以站着（图 2-1），可以坐着（图 2-2），可以鞠躬（图 2-3），可以磕头（图 2-4），可以伸出手来（图 2-5），可以和人拥抱（图 2-6），可以面对过世亲人（图 2-7）。人偶有男性和女性，颜色一样，但头发和衣服不同（图 2-8）。大人和小孩则大小也不一样（图 2-9）。只要有一个适合的时间、空间，就可以做个案。运用小人偶做排列时，排列师对系统位置及动力要有足够的理解，并且也要有敏锐的观察和感知能力。

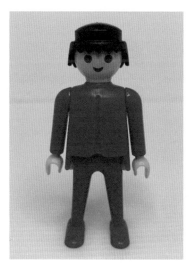

图 2-1　站着

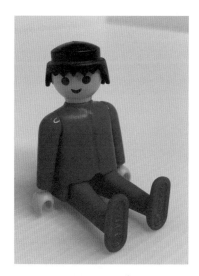

图 2-2　坐着

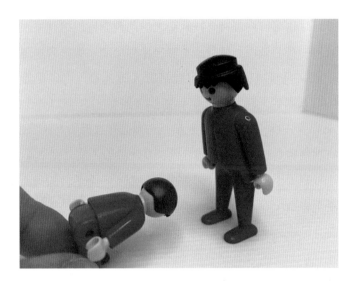

图 2-3 鞠躬

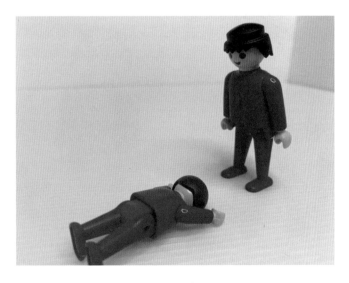

图 2-4 磕头

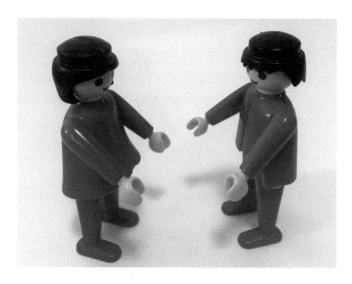

图 2-5 伸出手来

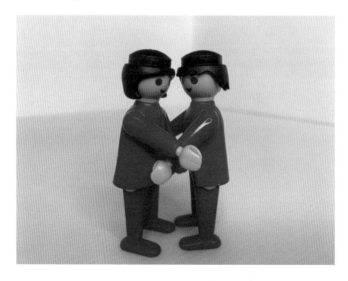

图 2-6 和人拥抱

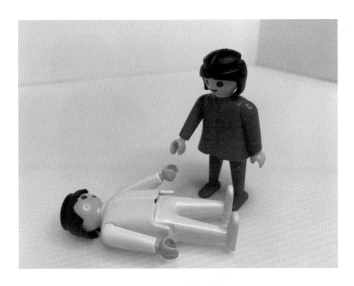

图 2-7　面对过世亲人

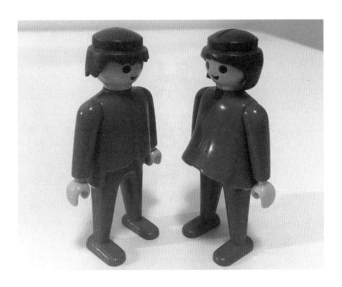

图 2-8　人偶有男性、女性

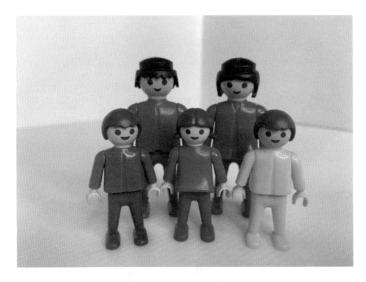

图 2-9　大人和小孩的人偶大小不一样

（二）白纸与色纸排列

运用白纸做排列的方式，是在每张白纸上写上身份。比如排列公司、老板、客户时，就选三张白纸分别在上面写公司、老板、客户；如果是爸爸、妈妈、小孩，就选三张白纸分别在上面写爸爸、妈妈、小孩。然后排列师站在上面轮流去感知每个不同的角色，就好像一人分饰多角的感觉。如果是运用色纸（图 2-10）排列，就不用在上面写字，只要选择不同颜色的纸代表不同的人，直接记住哪个颜色代表的是谁即可。不管用白纸还是色纸，其优点是排列师自己站在不同的角色上时，可以直接像真人排列一样去体会所有代表的感觉，如此一来，他就可以直接获得第一手信息以寻找问题的解决之道。

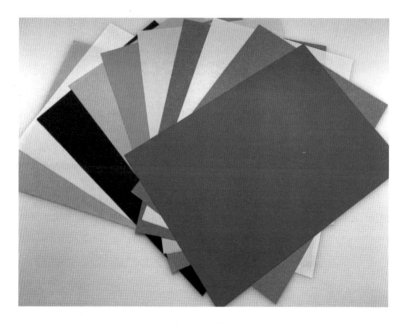

图 2-10　色纸

　　色纸进一步延伸可以用拖鞋，比如室内拖鞋，用拖鞋的位置和方向代表不同的人，然后排列师站进不同的拖鞋里，轮流去感知不同角色的感受。

（三）小物件排列

　　人偶排列则可以延伸出用小物件做排列，比如文具、西洋棋、杯子等，有时餐具、调味料瓶罐、孩子的玩具等也可用来排列，且同样可以创造出一个信息场域。但是要跟案主说明或注明每个小物件面对的方向，这样案主才有办法了解排列位置所表示的信息。

（四）内在排列，运用想象力

在做一对一排列时，也可以不借助工具来进行排列，这时就是用"观想"的方式，也就是运用想象力的方式来进行"内在排列"。排列师通常会引导案主观想某个对象在面前，并在心中对这个对象说一些话，比如对老板、总经理、同事；或对爸爸、妈妈、爷爷、奶奶，或者某位亲人，不管是活着还是已经过世；或对一群人说话，比如对员工们、全家人，或男性长辈、女性长辈。

其原理就是透过"画面"的力量帮助我们进行改变。在做团体的系统排列时，一开始是先在外在进行排列初始画面，当排列进入最后阶段时，我们再把解决之道的新画面收到心里，相当于透过外在的结束画面来改变我们内在旧有的画面。而内在排列不同于团体的系统排列有一个外在的探索过程，是已经知道案主直接要面对的重点与要调整的系统动力，然后再透过内在排列改变内在的画面。因此，如果排列师能掌握案主所要调整的重点，并透过内在排列直接改变内在的画面，其与外在的排列能达到相同的效果。

第 3 章

一对一排列的四大操作步骤

　　一对一排列需要有团体排列操作的训练作为基础，尽管两者的形式和工具有所不同，但其基本原理都是相同的，因此一通百通。（注：团体的系统排列操作步骤，请参考拙著《家族系统排列：核心原理与实务》）

　　以下是排列四大操作步骤："起""承""转""合"，以及每个阶段必须要达成的任务（图 3–1）：

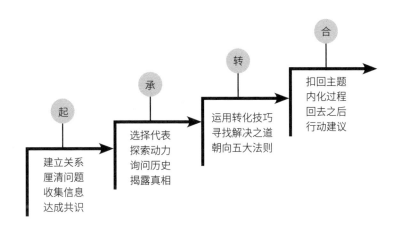

图 3–1　排列四大操作步骤

　　第一步："起"——建立关系、厘清问题、收集信息、达成共识

　　第二步："承"——选择代表、探索动力、询问历史、揭露真相

　　第三步："转"——运用转化技巧、寻找解决之道、朝向五大法则

　　第四步："合"——扣回主题、内化过程、回去之后、行动建议

　　一对一排列操作步骤的着重点与团体排列却有不同，其重点如下：

第一步:"起"

在进行一对一排列时,"起"的阶段重点在"问问题与倾听"。

如何问问题? 要问具体的问题, 可以将以下五个方面作为基本提纲:

What: 什么议题? 发生了什么事? 你想达成什么目标?

How: 你如何反应? 你如何做? 你想怎么做? 你有何方案?

Who: 哪些人参与其中? 哪些人需要加进来?

When: 什么时候发生?

Where: 在哪里?

其中以 What、How、Who 的问题最重要, 排列师要一边问, 一边倾听, 一边同理, 一边观察 (图 3–2)。

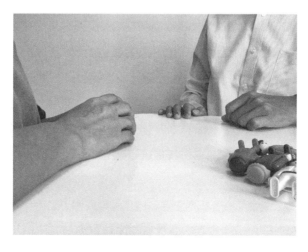

图 3–2 排列现场: 问问题与倾听

因此，"起"的部分要达成以下四个任务。包括：

（一）建立关系

"起"的过程是彼此联结、建立信任和尊重的过程。排列师要真诚地对待案主，尊重案主是一个独一无二的生命个体，认真地倾听案主对议题的叙述。同时，案主对排列师也要有信任与尊重，当双方都感到这种信任与尊重的关系时，才能够一起合作，面对案主提出的议题。

（二）厘清问题

排列师要协助案主将议题具体化。比如，企业组织的问题：我如何让我的公司未来一年业绩增长 30%？我要选择 A 方案还是 B 方案？谁是最适合担任总经理的人选？或者家庭的问题，我如何改善跟太太的关系，减少吵架的次数？我如何让孩子愿意跟我聊聊心里话？如果案主说："我感觉我和自己的关系不够好，我想要有一个好的感觉。"这就是一个很笼统的议题，排列师无法为一种笼统的感觉服务，因此要协助案主将议题具体化，比如可以问："发生了什么事？"或"你想要达成什么？"有些案主可能缺乏逻辑性，在表达上思路不清；有些可能心存顾虑，顾左右而言他。面对案主的种种情况，有时排列师要循循善诱，耐心梳理，帮助案主看到真正的问题所在。但有时排列师也要直接面质案主，切入要害，让案主面对现实，无所遁逃。

（三）收集信息

　　如果是做企业个案排列，案主要先准备好自己公司的组织架构图及企业经营的重大事件，例如：公司是由谁设立的，是否有更换过股东，资金来自哪里，是否有人事的重大变革等。如果是家庭个案，就要了解案主的生命经历及其重大的家族事件，例如：童年时候是否跟父母分开，家中是否有人早逝、夭折或被领养，家中是否有谋杀、伤害、自杀等事件。（何为重大事件可参考本书57—58页第4章中的"个案事先准备事项"。）

　　排列师不用一开始就收集全部的信息，可以在进行中间再询问。重点是在收集信息的过程中，排列师要用心倾听，有时候案主说得很多，排列师要分辨哪些信息是重要的。具体如何分辨呢？有一个很重要的原则，那就是案主说哪些信息的时候是有力量的，让排列师听了心中有一种有"分量"的感觉，那就是重要的信息。

　　而且排列师不但要用心倾听，听案主描述的"内容"，更要随时观察案主"如何说"，关注案主细微的内在感受、情绪变化、肢体动作等，因为案主在描述事情的过程中，语调的起伏、情绪的变化都是重要的信息，反映着案主的思维模式和潜意识信息。同时如果案主有情绪变化，当下要适时给予反馈，不要只是在头脑中收集信息。尤其当案主有明显情绪变化的时候，排列师可以支持案主跟那个感受联结，比如问："那是什么样的感受？""停留在此处感觉一会儿，你想到了什么？""有这个感觉时你想到了谁？"这些都是排列工作中很好的切入点，成熟的排列师都会把握。

（四）达成共识

排列师一定要觉察，自己是为了案主还是为了自己？是为了支持案主的内在成长，还是要完成一个完美的排列？是帮助案主生出力量去解决他自己的问题，还是扛起案主的责任来帮案主解决问题？排列师和案主应就排列的目标达成共识，重点是案主的意愿，而非排列师个人的目标。还有一个重要的点是，如果案主的意愿是想透过排列来让其他人发生改变，以符合自己的期待，那么这个排列是不能进行的。必须是案主愿意透过自己的改变，使事情朝着一个好的方向发展或得到解决，这才是一个正确的共识。比如案主说："我想要让我先生早一点回家，能够和我更亲近一点。"排列师是无法为此工作的，因为，排列师无法改变这位先生，除非这位先生到现场，有意愿改变自己，排列师才能支持到他。此时排列师就要跟案主重新调整共识，比如可以对案主说："我没有办法在这里改变你的先生，让他早点回家，但是如果我们可以一起来探索你们之间的关系怎么了，你如何做可以让你们夫妻更亲近一点，这是你想要的吗？"如果双方都同意调整过的共识，这时候就可以继续往下工作。或者这位案主说："我想要和先生有一个和谐的关系，可是我不知道该如何去做，我想得到帮助和支持。"这就是一个双方都可行的共识，这时候排列师才可以为之工作。但如果案主的要求排列师没有办法达成，双方又没有办法达成共识，这个时候排列就必须要停止。

第二步："承"

在进行小人偶排列时，要先设定界限，如过桌子太大，可以用一支笔或一条线隔开以确定排列区域（图 3–3）。

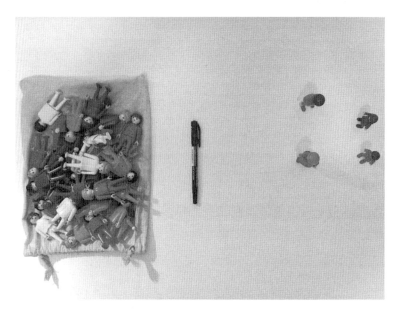

图 3–3　可以用笔或线隔开，以确定排列区域

"承"的部分要达成的目标如下：

（一）选择代表

排列师根据议题确定排列需要的角色代表，并请案主选择代表，例如用小人偶做排列时，就要选择哪一个人偶代表哪个人。

比如排列企业组织时，哪一个代表公司，哪一个代表总经理，哪一个代表产品等；比如排列家族系统时，哪一个代表爸爸，哪一个代表妈妈，哪一个代表自己等。如果是用色纸，就选择不同颜色的纸来代表这些人。颜色在这里的作用主要是做角色区分，我们不以颜色作为一个投射的解读，因为每个人有许多不同的情况，排列师应主要关注案主怎么排，还有排出来的情况。

　　接下来，请案主把人偶排列出来，这个时候你要注意观察案主，他是怎样排列的（图 3–4、3–5、3–6），比如说他排的时候很犹豫，很不确定，或者有一些悲伤、愤怒等情绪浮现，或紧抓某一个人偶（图 3–7）一直看着他等，这些细节都能反映出案主的内心状态，这都是之后进行排列工作的线索，要注意观察。

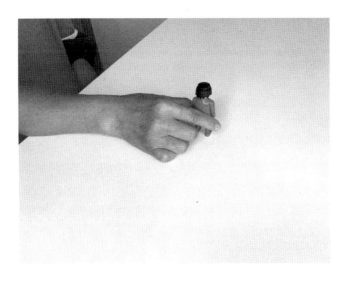

图 3–4　案主用右手排

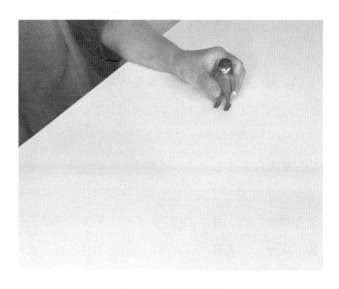

图 3-5　案主用左手排

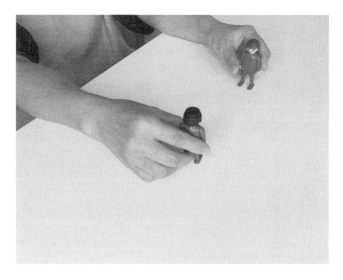

图 3-6　案主用双手排

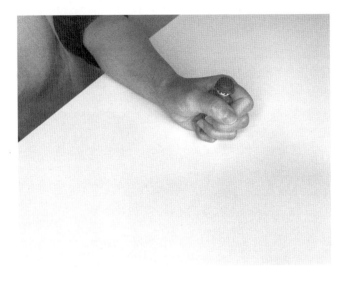

图 3-7 案主紧抓着人偶

如果是用色纸做排列，这时是让排列师拿着色纸成为代表，请案主根据感觉将代表移动到场域中适当的位置。

要怎么排列呢？排列过程中，请提醒案主"不是按照自己的愿望摆放"，而要"根据内在的直觉摆放"，这样才能呈现出真实的动力。排出的位置越仔细、越跟着自己内心的感觉摆放，信息会呈现得越深入、越清晰。之后可以根据排列的需要，在过程中加入其他人偶或色纸代表。

（二）探索动力

观察案主排出的人偶之间的位置、远近，朝向谁、面对的方向，人偶的大小、性别以及案主的动作与感受，因为很多动力就是在案主所排的画面里呈现出来的。

比如案主排出新聘的经理焦点不在老板或公司上，而是朝远方某一个方向看去，有可能表示他正忠诚于之前离职的经理，在无意识里跟离职经理有着相同的感受（图 3-8）。

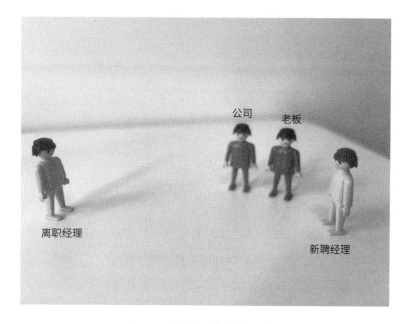

图 3-8　新聘的经理朝向离职的经理

比如案主排出资深主管向后退，离公司有一点距离，有可能是因为他无法接受年轻的接班人，所以采取观望态度，甚至开始跟公司疏远（图 3-9）。

比如案主排出把孩子挡在妈妈的前面，在深层的动力里有可能妈妈想要离开家或不想活，而孩子想要挡住妈妈拯救她（图 3-10）。

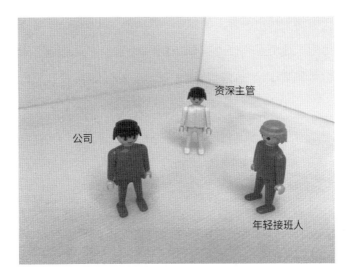

图 3-9 资深主管向后退

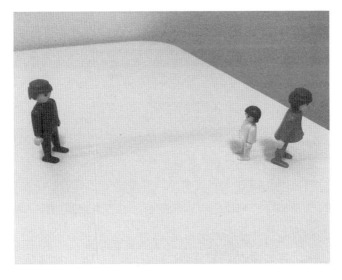

图 3-10 孩子挡在妈妈的前面

比如案主排出一群人朝同一个方向看，有可能表示在集体系统动力里，这个家有一个需要被重新看到的人，或者某个被排除的人（图 3–11）。

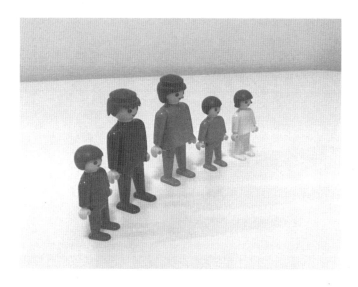

图 3–11　大家站成一排，朝同一方向看

在整个过程中，重要的是排列师要一直保持感知，并且要一直保持与场域联结。排列师除了观察外，可以用手碰触人偶去感知代表的感受，也就是说，排列师就好像让自己变成所有角色的代表一样，只是透过人偶这个工具去接受每个代表的信息而已。然后排列师要中肯地说出代表的感受，不要说武断的话，最好用疑问句的方式，并且要跟案主核对。比如，当你碰触案主母亲的人偶代表，感受到悲伤时，你就可以问案主："你的母亲是不是有时候会有悲伤的心情？"当你碰触案主本人的人偶代表，感觉到肩

膀很沉重时，你就可以问案主："你是不是有时候感觉肩膀很重？"

如此跟案主核对，一步步向前探索动力。如果排列中呈现出几种动力，可以先关注能量最强、最重要的动力。排列师的感知力就像音乐家的音感、艺术家的美感一样，非常重要。所以，排列师要多做静心训练，用全身心投入并多排列，更重要的是，要清理好自己的内在，这样感知能力才会提升。

（三）询问历史

排列师根据确认后的感觉以及场域呈现的动力，可进一步询问案主公司系统或家族系统中曾经发生的历史事件，必要时再添加人偶探索。需要注意的是，如果案主的情绪开始流动，排列师不要一直询问事件，这样反而会切断案主的感受而将案主带回头脑层面，这时候排列师要把握机会准备切入议题工作。

（四）揭露真相

根据排列的呈现、排列师的感知以及案主的反应所了解到的信息进行反馈，揭示案主存在问题的深层信息真相与隐藏的系统动力。

第三步："转"

"转"的阶段是排列中最重要的阶段，这个阶段要达成的任务是寻找解决之道，朝向生命的规律法则。透过上万个案例，我观察到任何一个人或一个系统出现问题，不管是公司、事业、金钱、家庭、人际或健康上的问题，往往都是因为违背了生命的律则，偏离了"道"而发生的，而我将这些律则总结出"生命五大法则"，许许多多问题的出现都是因为偏离了这五大法则。因此，排列师帮助案主就是要帮助他回归生命之道，回归宇宙的规律，而这五大法则是非常重要的参考。

生命五大法则包括：整体法则、序位法则、平衡法则、事实法则与流动法则。在系统排列中如何支持案主朝向五大法则，具体来说有以下几个要点：

（一）朝向"整体法则"的要点

系统要求一个整体性，每个属于系统里的人都要有一个位置，包括企业系统和家庭系统等，每个人都有归属的权利。如果在个案中，发现有被排除的企业成员或家族成员，排列师就要引导案主重新看到这位被排除、被忽略的系统成员，并在心中给他所属的位置与归属权利，同时解除对被排除者的认同与牵连纠葛，回归自己的位置。

（二）朝向"序位法则"的要点

如果发现案主或系统中的人有越位或错位的行为，如不尊重层级比你大、责任比你重的人，或站到了不属于自己的位置上扛起别人的责任，或无意识想拯救别人而导致自己变得自大膨胀；或者把问题的原因、过错都归罪于其他人，而自己没有一点责任。此时就要支持案主回归序位，也让每位系统成员回归正确的层级序位。只有案主及系统里每个人回归序位，并真正为自己所担任的角色负起责任，整个系统才能够恢复应有的序位，顺畅运作。

（三）朝向"平衡法则"的要点

如果发现系统内成员或与系统外面的人有施与受的不平衡，或者有某些不公平事件，包括金钱纠葛、不当得利、两性关系失衡等，此时就要引导双方重新朝向平衡，例如金钱偿还、认错道歉、情感弥补等。如果发现有未竟之事，就要支持这些未竟之事得到和解，如跟自己和解、跟家人和解，或跟系统中、系统外的其他人和解。

（四）朝向"事实法则"的要点

如果问题的发生是因案主没有面对事实、尊重事实，甚至捏造事实，此时就要支持案主如实面对生命中的一切，尊重系统、公司组织、他人和家族的命运；同时要引导案主从困扰中获得智慧，用具有智能的方式应对现况，生出改变的勇气与力量，进而学到此生的功课，创造具有意义的事业与人生。

（五）朝向"流动法则"的要点

如果在排列中发现问题的根源是案主有执着的念头、淤堵的情绪、打不开的心结、放不下的过去，这些都是旧有的思维模式、行为模式、沟通模式、系统的集体文化，造成沟通阻塞、热情僵滞、盲目行动，让爱无法顺畅流动。此时要引导案主表达未曾表达的爱、情感与情绪，把"盲目的爱"转变成"成熟的爱"，让爱重新流动，让过去的过去，让冻结的生命力重新流动，活在当下，生出力量和信心继续向前。

另外，对于家族系统的排列，排列师转化过程的关键是要让案主看到系统中的"爱"在哪里，比如说有些案主要跟另一半离婚，结果排列出来发现原因竟是她不知不觉地跟随着父母离婚的遭遇，这个时候我们就可以帮助案主看到"离婚"是对父母的一份忠诚的爱，但是这种爱的方式却让自己的婚姻破裂。当我们帮助案主看到这份忠诚却盲目的爱时，就可以支持案主用正向的方式表达爱，也就是透过"让自己变得更幸福快乐"来爱父母，也就是协助案主把盲目的爱转化为成熟的爱、觉醒的爱，生出解决问题的力量和智慧，回归生命五大法则。

同时，在转化过程中，排列师要支持案主了解到，任何问题都不是问题，对待问题的方式才是问题。人可以选择是以正面的方式看问题，还是以负面的方式看问题。如果从正面的方式看问题，就会看到"问题"是帮助人们成长的机会，看到每个问题背后都蕴含着成长的力量，也就能从中获得那份力量，而不是白白受苦而无所得。

因此，优秀的排列师就要在排列里引导案主去思考："我要从这个问题里学到什么？"不是怕遇到困难或问题，而是要帮案主从中觉察到自己与系统的无意识模式，学到该学到的功课、学到如何更好地经营自己与所属的系统，并且鼓励案主要持续成长，这才是系统排列最重要的意义。

第四步："合"

"合"的部分要达成的任务如下：

（一）扣回主题

排列的工作方向最后一定要扣回到主题上，也就是第一步中达成共识的那个个案议题上。排列师不是在帮案主解决问题，而是支持案主自己解决问题，协助案主获得领悟，并生出力量面对生命中的议题。

（二）内化过程

支持案主将整个过程好好沉淀，将解决之道的画面、疗愈的画面记在心中，并坚信在这个过程中画面会在案主内在产生自己的成长转化。

（三）回去之后

如果排列的过程是一个具体要进行的公司方案，那就要看你和案主所约定的协助方式，是单次的课程咨询，还是定期的顾问服务。一般公司咨询建议采用定期顾问，这样解决之道的方案能规划进度，排列师也能定期提供咨询服务。如果排列的过程是一个疗愈过程，回家之后就要让案主自己内在自然产生力量，不要去打扰他，因为只有是案主自己内在产生的力量，才能够长久。

（四）行动建议

如果有必要去做一些具体的事，而案主不知道该怎么做的时候，排列师可根据当下动力的呈现，谨慎给予案主实际的行动建议。例如企业排列完回公司后，可开始找相关的人开会制订行动方案；家庭方面有堕胎的父母则可以为孩子取个名字，在特别的节日为他做一些好事，如种一棵树、做义工等。排列师应提醒案主须以真诚的心来行动，而非抱着完成功课的心态进行，并且选择适合自己的方式，负起自己全部的责任。

第 4 章

小人偶排列的操作要点

一、小人偶排列操作法工作要点

（一）个案事先准备事项

1. 阅读与观摩

进行一对一排列之前，须请案主要先对系统排列有所了解，这部分可以请案主参阅相关书籍。通常我会请他先阅读《爱与和解》，若是孩子问题，先阅读《读懂孩子》，公司、事业与金钱方面，先阅读笔者所著关于"事业与财富"的系统动力著作，最好是他自己可以参加讲座或沙龙，观摩一次团体个案排列的工作方式，有一些基本的了解之后，进行起来会比较顺利。

2. 企业个案事先准备事项

要事先搜集重要人事及经营决策的相关资料，包括：

（1）企业组织架构图。

（2）主要营业项目。

（3）要探索的议题。

（4）预先想好的可能的解决方案。

（5）股东结构，以及是否有争议。

（6）创办企业的资金来源、营运时的资金流动是否有不当得利。

（7）公司经营的首要原则与目标。

（8）公司相关人员的职权和责任，是否有特殊的入职、离职状况。

（9）企业是否有重大变革或争议。

（10）合作伙伴关系与客户关系情况等，公司重要事件的相关信息。

总之，事先准备越充分，越有助于个案进行。

3. 家庭个案事先准备事项

请案主务必事先搜集自己家族系统的重大事件信息，包括：

（1）家中是否有人早逝、早夭。

（2）年幼时，双亲是否有人过世。

（3）是否有家人被送走，或有领养孩子、私生子。

（4）父母是否为彼此的第一任关系（之前是否有结婚、订婚，或有关系密切的情人）。

（5）是否曾流产、堕胎。

（6）是否有家庭秘密（例如成员被排除在外、遗产分配不均、不当得利等）。

（7）是否有犯罪事件（如谋杀、被杀、伤害行为等）。

（8）家族中是否有重大疾病、行动障碍或成瘾习惯（如毒瘾、酗酒、赌博等）。

（9）是否有家人发疯、自杀，或发生过暴力事件。

（10）是否移民。

（二）工具要求

（1）请用正牌的小人偶，代表排列师的初心纯正。

（2）平整的桌子，以平板面、玻璃面的桌子最好。桌子上不铺布，因为布太软，容易让人偶倒下。桌子的形状方形、圆形都可以；桌子的高度不要太高，高度可以在膝盖到肚脐之间，这样便于观察案主的身体反应。

（三）座位建议

从坐的位置上来说，尽量不要和案主面对面坐，而是让案主坐在排列师的一侧大约九十度的位置，这样可以避免案主的投射，并且产生一种共同面对问题的感觉。

（四）工作步骤

遵循上章所述的"起""承""转""合"四大步骤：

1. 了解信息、达成共识

案主阐述议题，排列师和案主就排列目标达成共识。

2. 选择代表、排出位置

案主选择小人偶作为角色的代表，并将小人偶摆放在合适的位置上，呈现可视化的内在画面。

3. 认真观察、用心感知

排列师要细心观察案主的所有动作以及情绪反应；排列师用手感知每个小人偶传递的信息，觉察自己有怎样的身体感受和情绪感受、觉察感知自己想要移动的方向。

4. 一起面对、探索动力

排列师与案主共同探索系统动力，测试可能的解决方案。

5. 解决方案、引导和解

排列师支持案主创造未来的可能局面或结果，并记下自己未来的发展画面。需要面对与和解时，请案主自己说出面对与和解的话，并请案主记下有创造性或有疗愈作用的画面。

6. 扣回主题、回去实践

让案主将排列的过程好好沉淀，在生活中生出自己的力量与面对方式。若需要时，排列师能扣回原本提出的议题，让案主了解过程与议题间的关联，并给予其适当建议，以支持案主具体的行动方向。但请切记，案主是他自己生命的主人，排列师要尊重其决定。

一对一系统排列的时间一般是四十至六十分钟。

二、小人偶排列的信息场所呈现的意义

小人偶排列的画面能呈现很多可能性，可以从中看到非常多的信息，而一位排列师专业水平的高低就在于对信息的掌握程度。排列师特别要运用观察与感知的能力，细心观察、敏锐感知，并且要以系统观来工作。小人偶排列的个案里，排列师最需要掌握三个重要的系统信息：

（1）排列方式的信息。

（2）案主反映的信息。

（3）排列师感知的信息。

（一）排列方式的信息——尤其是人偶的"位置"与"方向"

在小人偶排列里，人偶的"位置"与"方向"是最明显且重要的场域信息。案主的内在状态与其系统动力很自然地透过人偶的"位置"与"方向"，形成了系统画面的具象呈现，因此位置所代表的意涵非常重要。透过人对"位置"的本能感受，把它以可视化的方式呈现出来，案主的深层心理状况、人跟人的深层关系、系统的深层动力，甚至是案主没有觉察到或不愿意承认的，都能很微妙地展现在眼前。

1. 人偶距离的远近反映关系的远近

【例1】两个人离得近，表示两个人关系比较紧密（图4–1）。但如果离得太近，便是两个人关系太过紧密，有时会太过依赖（图4–2）。

【例2】如果两个人离得远，表示虽然两个人能看见彼此，但是关系比较疏远（图4–3）。

【例3】如果排出丈夫、妻子、孩子的位置，从位置上可以看出孩子和谁站得近，和谁的关系会比较接近（图4–4）。

【例4】排列一开始排出的那个位置很重要，可以看出这个人所要面对的家庭系统或企业系统状况。比如，请一个人排出爸爸、妈妈和孩子，如果看向同一个方向，可以看出他们要共同面对一件事情。如果爸爸侧身看向某一个方向，说明爸爸有他自己要面对的事情（图4–5）。

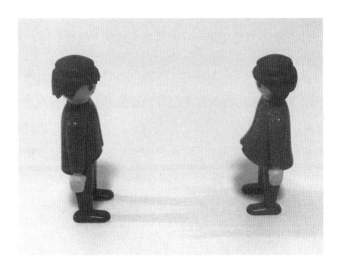

图 4-1 人偶距离的远近反映关系的远近

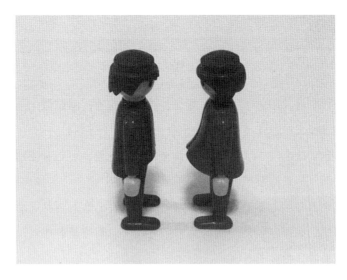

图 4-2 两个人离得很近

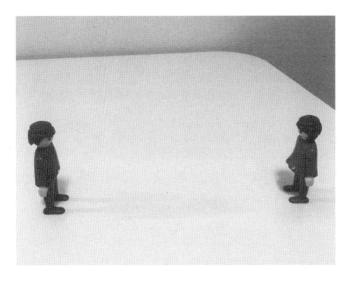

图 4-3　两个人离得较远

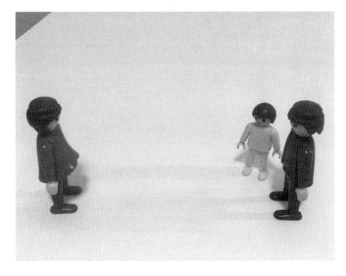

图 4-4　画面中从右到左分别是丈夫、孩子与妻子

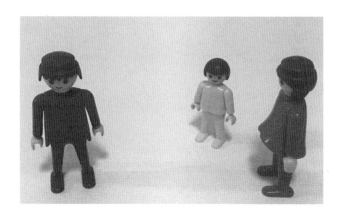

图4-5 爸爸侧身看

【例5】有时候爸爸和妈妈、孩子的距离比较远，这就告诉我们，这个家可能有些故事。有个精神官能症个案，案主有恐慌的症状，让她排出她和爸爸妈妈，她排出她和爸爸妈妈的对面站了一个人，很有距离，而她看向一个比较远的方向。后来我询问她的家族历史，了解到她的家人中有一个姑姑被送走了（图4-6）。

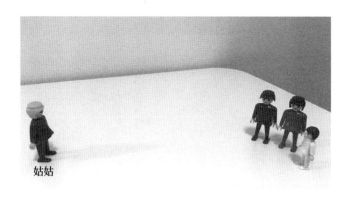

姑姑

图4-6 小孩看向一个比较远的方向，排出姑姑

要特别注意的是，案主所排列出来的位置不是绝对就说明一种情况，排列师必须依照案主的系统事件与感知到的信息来交叉核对进行。所以当排出来的位置有一些信息出现时，你要询问案主家族历史或者发生的事件和他去核对验证，并且有时候可以移动人偶或加上这些特别事件的人物去测试，同时配合自己的感知去核对，而最重要的是接下来的转化过程，也就是要"陪同案主寻找解决之道，朝向生命的五大法则"这个原则来进行。

【例6】比如，有一个女士的议题是夫妻常吵架，排列出来是妻子站在先生的前面，看向远方（图4–7），意味着在妻子的前面有信息。排列师询问案主家庭的一些信息，案主说爸妈关系不好，她挂念妈妈。排列师排出一个妻子的妈妈，放在妻子的前面进行测试，呈现出妻子对妈妈的跟随、认同、忠诚，想要离开这个家的动力。排列师接下来的工作方向就是引导案主去和妈妈互动，尊重妈妈的命运，尊重爸爸和妈妈的互动关系（图4–8）。

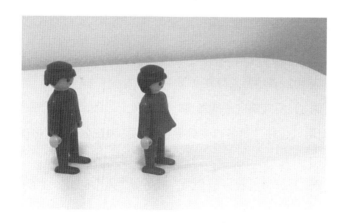

图4–7 妻子看向远方

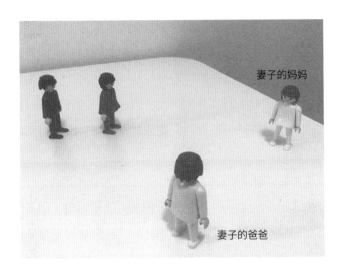

妻子的妈妈

妻子的爸爸

图 4-8　加入妻子的爸爸妈妈

2. 人偶所朝向的"方向"也透露出重要的信息

【例 1】两个人面对面，有可能是看到彼此，也有可能是对立。两个人背对背且距离远，代表疏离，不愿意看到彼此，各自有各自的想法，各自活在各自的世界（图 4-9）。

【例 2】背对背但距离近，表示两人有联结，但也活在各自的世界，也可能表示两人对立（图 4-10）。

【例 3】两人朝向不同角度：表示两个人各自在关心各自的事情；而两人也往往是各自受到原生家庭动力或公司部门的动力影响（图 4-11）。

【例 4】一个人看另一个人，但另一个人看向另一个方向（图 4-12）。

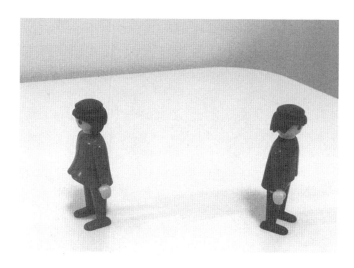

图 4-9　背对背且距离远

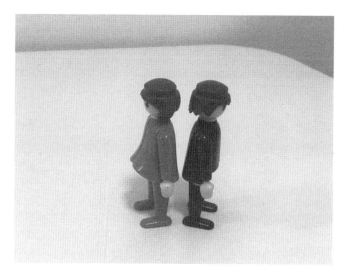

图 4-10　背对背但距离近

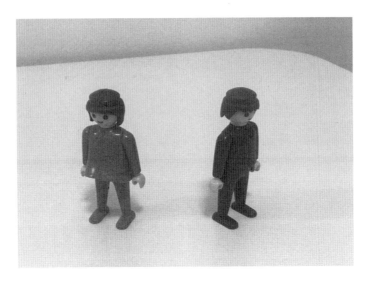

图 4–11　两个人朝向不同角度

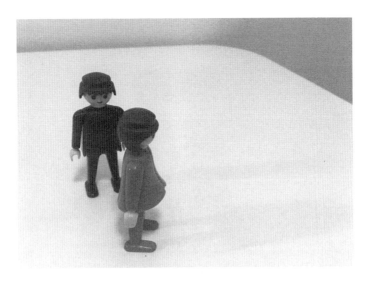

图 4–12　一个人看另一个人，另一个人看向另一个方向

这时可以询问看向外面的这个人的家族历史 / 企业历史，是否想要跟随某个亲人 / 主管离开，可以加入某个亲人 / 主管进行测试（图 4–13）。

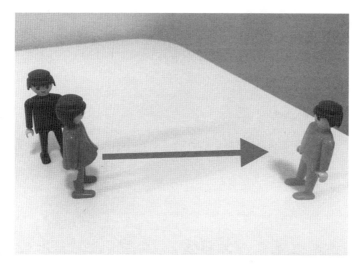

图 4–13 加入某个人测试

【例 5】爸爸、妈妈、孩子的位置，从位置上可以看出孩子虽然和妈妈站得近，但是面对的方向是爸爸，可以得到的信息就是孩子在现实生活里跟妈妈靠近，但是内心一直关注爸爸（图 4–14）。

【例 6】爸爸、妈妈、孩子的位置，孩子排在爸爸和妈妈中间。很明显孩子夹在爸爸妈妈中间，左右为难（图 4–15）。或者在公司案例里，有些主管会夹在两位老板中间，左右为难。

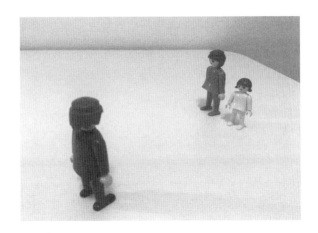

图 4-14　孩子和妈妈站得近，但面对的方向是爸爸

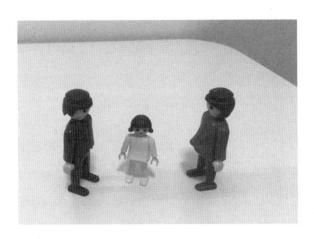

图 4-15　孩子夹在爸爸妈妈中间

【例 7】爸爸、妈妈、孩子，一个人挡在另一个人前面，有可能是阻碍另一个人离开，经常是孩子阻挡爸爸或妈妈离开（图 4-16）。

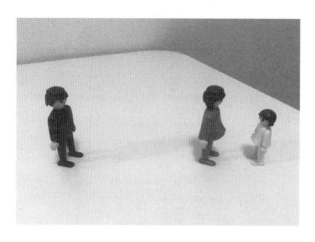

图 4-16 孩子阻碍另一个人离开

测试是否有爸爸或妈妈一方想离开的方式是：将想离开的一方（爸爸或妈妈）移到孩子背后（图 4-17），想离开的爸爸或妈妈会感觉舒畅。

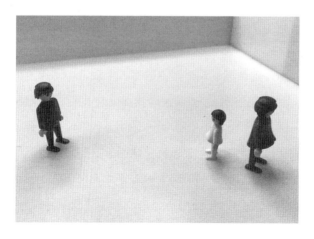

图 4-17 将想离开的爸爸或妈妈移到孩子背后

【例 8】全家人看同一方向，有可能表示家族里有一些没有被看到的人，或是在这个家里有未竟之事（图 4–18）。

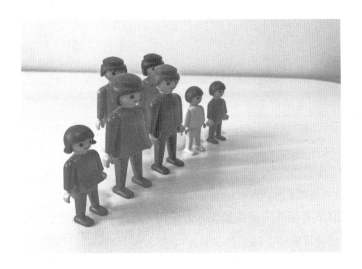

图 4–18　全家人都看同一方向

（二）案主反映的信息

排列师一定要细心观察案主的每一个表情和动作，包括极小的动作，因为案主的每个表情和动作都反映了案主的深层潜意识。案主如何摆放每个人偶、是否明确每个人偶的位置；案主是否一直摸着人偶犹豫不决，无法确认人偶的位置等，这些都是重要信息。例如，当案主选择一个较小的人偶代表现在成年的自己，这可能代表着案主的内在还没有长大，还停留在童年时期的状态；又例如，案主排妈妈的位置时很犹豫，可能说明妈妈在这个家的位置不确定等。

同时，排列师一定要用系统观来看排列的整体呈现：小人偶的位置是否合乎序位，是否有人被排除了，等等。初步的排列呈现出来之后，排列师要先引导案主用系统观、用视觉去看整个呈现的画面，不要急着用手去碰触人偶感受。而且观察与感知到这些信息之后也要与案主有互动，比如用同理心给予他一些反馈，或是指出深层的感受。看到某个画面或当你说出某句话时，案主有特别的情绪反应，例如眼眶红了、紧闭双唇等，你要能及时反映出案主的感受："看到这个画面，你好像很难过……"如此一来，排列师才能够与案主一步步建立信任关系，更进一步推动案主敞开内心，往深处探索，接受你的协助。

（三）排列师感知的信息

人偶排列好之后，外在的位置与方向信息，可以透过眼睛的感官来观察到，但除了表面可以看到的信息外，还有一些内在动力的信息，就必须透过我们内在的眼睛、内在的感知来接收。排列师透过感知，可以了解人偶所代表的人的内心感受、深层想法、身体的反应以及人与人的关系等几个方面的信息。

排列师感知时，要先感受代表的人的身体感受，例如向前推或往后拉，想要转弯、退后、僵直等。然后再去感受情绪与想法，例如情绪是开心的、难过的、悲伤的、愤怒的、平静的等。系统排列的工作是以身体为基础的工作，当你熟悉代表的身体感受后，你就能更深刻地去感知其心里的感受与想法。感知是放松的，而且是敞开的，只需回归放松在中心等待，不要特别用力去感觉。

　　你可以去拿、握住小人偶的头或脚，把自己放空去感知这个信息。你可能会感觉到一种力量想要转身或者离开，或想朝向某个人移动。与我们做团体系统排列时代表的感觉一样。如果能够静下心来专注感知，多做几次就会越来越熟悉。重要的是把自己清空，才可以客观地、忠诚地去感知信息。必要时可以询问案主家里的相关信息来核对。虽然人偶本身不会移动，但可以透过你的手去移动他，透过你身体的感知，让排列的场域呈现。例如，排列师感受到代表爸爸的人偶有一个力量往后拉，你便可以把爸爸的人偶往后移动一点，看看案主有什么反应，也可以去问案主是什么感觉。然后你可以问爸爸的原生家庭的情况，也许案主会说爸爸家族有重男轻女的观念，所以家里只有男孩留下来，女孩都被送走了，例如：爸爸有一个姐姐被送养了，或是爸爸有没能活下来的姐姐哥哥。接着你可以排出被送养的姐姐或没有活下来的姐姐哥哥。你也可以问爷爷奶奶的情况，往往原生家庭的家族命运比较沉重，或有未竟之事的时候会把家里面的人拉往原生家庭，影响他与现在家庭的关系。如果是这种情况，排列师接下来工作的方向就是协助案主去面对这些被送走或过世的家人，以及爷爷奶奶把孩子送走时的心情，并请案主带着一份尊重去面对这样的命运，如此将为案主自己带来和解与祝福。

　　小人偶排列挑战的就是排列师的感知能力。你做小人偶排列，就好像你在团体中做代表一样。人偶只要排出来，虽然没有移动，但是会有一个信息场在里面，真的很奇妙。如果你感知到一些信息，可以先放到心里面，然后和案主做一些交叉验证，例如询问案主："你的某某家人是不是这种情况？"如此一来，你的信心就会慢慢地提高。案主如果想去移动人偶，你也要去交叉验证，看看这个人偶代表是不是真的想要这样子移动。为了让感知的信息越来越清晰，排列师要不断地提升自己的感知能力，要多做静心锻炼。

小人偶排列也可以延伸出用小物件，比如用文具、西洋棋等做排列，只要能够表示角色跟方向的都可以用，道理是相同的，呈现的感知信息也是相同的。但是我建议使用小人偶，因为小人偶的优点是它有一个"人"的形象，跟案主有一个比较亲近的联结，但是它又都长得很像，只是颜色不一样，这样可以避免案主对不同形象的物件所产生的投射影响他的判断。我个人不采用投射的方式来进行一对一排列，因为系统排列最强而有力的地方就是对深层系统动力及集体信息的感知与探索，如果是用投射的感受来工作，会容易减弱在深层的系统动力及集体系统上的工作分量。

而且人偶也很方便，它可以站、可以坐、可以躺、可以鞠躬、可以拥抱等，这种具象化呈现可以让案主的心灵有一个更清晰的画面，而"画面"呈现所带来的力量是一对一排列的关键所在。

第 5 章

常见议题——
系统动力的影响与人偶排列范本

　　以下是在家庭中经常会遇到的议题。平常我们往往只看到表面问题，没有看到背后的系统动力及影响，如果一个助人者拥有丰富的系统动力知识并能看到背后的影响，那么他对人们的帮助将会更清晰有力。从上万个各种各样的议题里，我归纳了几个大家经常会遇到的议题，并将多年来观察积累到的系统动力经验分享给大家，其中有许多是经过个案案主们的生命血泪才获得的珍贵洞见，对此我们要衷心感谢所有的案主们。

　　同时针对这些议题，我也提供如何运用人偶排列处理的操作步骤模板，非常实用有效，让大家马上可以上手运用，初学时要多加熟练，并根据实际状况调整使用。

一、堕胎

（一）系统动力

堕胎对夫妻常出现的系统动力影响有：

（1）夫妻感情破裂，严重的会分手或离婚。

（2）产生莫名的空虚或抑郁的情绪。

（3）太太的身体受影响。

（4）先生的事业会出现需要填补的空洞，金钱容易从这个空洞流失。

（5）如果夫妻还有其他活下来的孩子，他或他们可能会无意识地承担被堕胎孩子的感受，产生孤单感、被遗弃感，或对父母有莫名的愤怒。

（二）支持重点

表达情感，心中给位置。面对堕胎议题，请排列师首先了解堕胎的原因，夫妻往往用遗忘、忽略或互相指责的方式面对堕胎。排列的重点是引导案主表达对这件事的情感，不管是悲伤、愤怒还是自责，要让这些情感流动，然后把被堕胎的孩子真正放到心里，承认他们，祝福他们，并为他们做有纪念意义的事情。如果夫妻能够一起来做个案排列，共同面对，这样对夫妻的关系来说是最好的。

（三）步骤要点

步骤 1

选出人偶排出夫妻与被堕胎的孩子，让孩子坐在面前的地上。请父母手拿着自己的人偶，真正看到被堕胎的孩子，从内心把孩子看到眼里（图 5–1）。

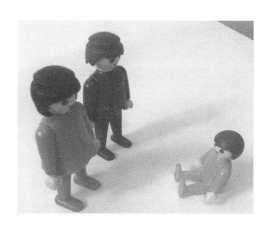

图 5–1　将被堕胎孩子真正看到眼里

步骤 2

接下来请案主看着另一半（本人或人偶），对另一半针对这件事情表达心中的感受，要把这些难过、悲伤、愤怒、自责的感受说出来。请排列师注意，此时案主可以有情绪，但不要让案主掉入失控或自艾自怜里。

可引导案主对另一半说：

"亲爱的，当初发生这样的事情，我很难过。"

"每次想到这件事，我都很难过。"

"当初发生这样的事，我感到很无助。"

"我们两个都有责任，我们一起来面对好吗？"

如果案主自己有一些话想说，也可以允许他/她用自己的方式说出来。

步骤 3

对被堕胎的孩子表达情感，并且负起自己的责任。请注意，此时案主可以有情绪，但应避免闭着眼睛狂哭，掉入自艾自怜之中，而没有看到被堕胎的孩子。

此时可以让案主手拿着人偶，去拥抱被堕胎的孩子的人偶（图 5–2）。可引导案主对被堕胎的孩子的人偶说：

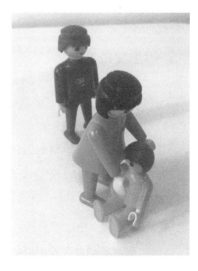

图 5–2　拥抱被堕胎的孩子

"亲爱的孩子，我是你的爸爸 / 妈妈。"

"对不起，我们把你拿掉了。"

"我愿意负起全部的责任，你是自由的。"

允许案主用自己的方式表达，话不用多，但必须是真心话。如果案主说偏了，要把他 / 她拉回来，拉回到面对孩子，并且为自己负责的话题上。

步骤 4

在心中给被堕胎的孩子一个位置，其实这些被堕胎的孩子最需要的就是父母的承认和接纳。

最后祝福孩子时，可引导案主对被堕胎的孩子说："亲爱的孩子，在爸爸 / 妈妈心里，你永远会有一个位置。"

"我们会做一些好事来纪念你，祝福你平安喜乐，回到生命的源头。"

二、退出父母冲突

（一）系统动力

卷入父母的冲突，对我们会有什么影响？

（1）孩子有时候为了让父母和好会发生一些不好的事情，比如说生病、身体出问题、情绪不稳定，或者发生危险，目的就是让父母和好。

（2）影响我们自己对婚姻的看法，有些人甚至会不想结婚。

（3）有时候孩子会承担起父母的情绪，比如愤怒，而出现对父母不尊重的情况。

（4）甚至有时候会把这些承接而来的情绪，无意识地转移给自己现在婚姻里的另一半，造成婚姻的冲突。

（二）支持重点

很多人都明白要退出父母之间的冲突，尊重父母的命运，但真正做到是有难度的。因此，支持的重点不仅要让案主在头脑层面上认知到自己要尊重父母的互动，更要从身体上、心理上及位置上，创造出回归到自己序位的画面。

（三）步骤要点

步骤1

先把代表孩子自己的人偶，放在爸爸妈妈人偶的中间（图5-3）。请孩子分别对爸爸妈妈表达情感（图5-4、图5-5）。

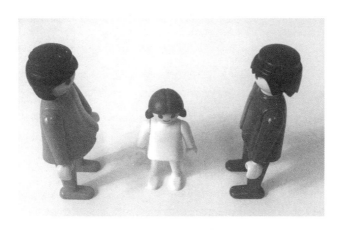

图5-3 先将案主夹在爸爸妈妈的中间

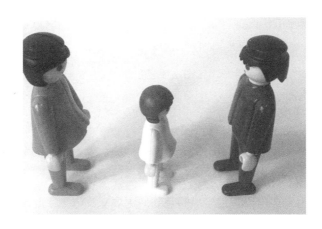

图 5-4　引导案主对爸爸表达情感："爸爸我爱你，我也爱妈妈。"

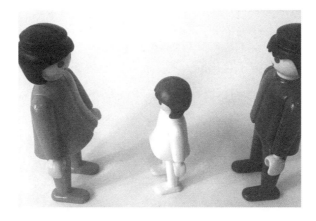

图 5-5　引导案主对妈妈表达情感："妈妈我爱你，我也爱爸爸。"

此时排列师可以引导案主对他的爸爸妈妈说：

"看到你们两个吵架，我很难过。"

"妈妈我爱你，我也爱爸爸。"

"爸爸我爱你，我也爱妈妈。"

步骤 2

让案主自己扶着代表自己的人偶，很慢很慢地从爸爸妈妈中间的位置退出来，这个动作越慢越好，并且要带着一份全然的觉知（图 5–6）。因为这个动作可以激发案主本身内在的力量，真正让他从身体的经验、从他的心里、从位置的画面上，开始能够从爸爸妈妈之间的冲突中退出来，回归到孩子的序位。

退出来后引导案主对爸爸妈妈说：

"亲爱的爸爸妈妈，我接受你们的命运，我尊重你们互动的方式。"

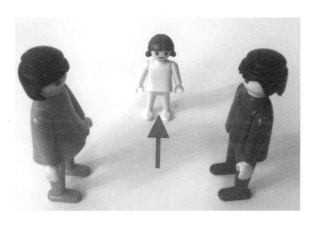

图 5–6　从爸爸妈妈中间慢慢退出来

"爸爸妈妈，对不起，我只是你们的孩子，我无法帮你们，我要回到孩子的位置了。"

"如果我的命运和你们不一样，我的婚姻和你们不一样，请你们祝福我！"

　　案主带着觉知慢慢地从爸爸妈妈中间的位置退出，最后自己扶着人偶，向爸爸妈妈鞠躬（图 5-7）。

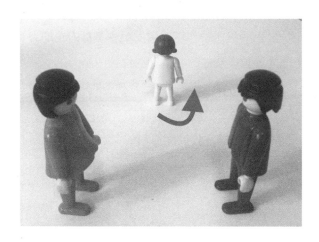

图 5-7　向父母鞠躬后转身，朝向自己新的人生，不再介入父母之间

三、伴侣分手

（一）系统动力

　　跟前任伴侣没有好好地告别，常常会发生以下的系统动力：

　　（1）影响与后面伴侣的关系。在面对后面的伴侣时，会在无意识里很容易对前任伴侣忠诚，对身边的伴侣产生莫名的情绪，严重的有可能会发生分手的结果。

　　（2）如果与后面的伴侣成立了家庭，有了自己的孩子，我们观察到其中会有孩子因认同了前任的伴侣，而产生对爸爸（或妈妈）的一些情绪，比如愤怒、竞争等。

（二）支持重点

承认、负责、心中给位置。

（三）步骤要点

步骤1

案主选两个人偶，一个代表自己，一个代表分手的伴侣，彼此相对。案主看着他过去的伴侣（图5-8）。

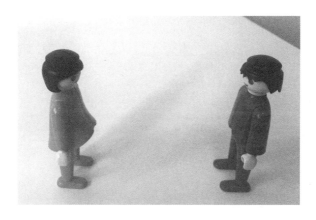

图5-8 看着过去的伴侣

步骤2

案主承认分手的伴侣在心中的位置，以及双方曾经的付出。

对前任伴侣说："你是我的第一任伴侣，谢谢你曾经的付出。在我的心里，永远会有你的位置。"

步骤 3

对于双方分开这件事情，案主愿意承担起自己的责任，同时把不属于自己的责任交还给前任伴侣。

对前任伴侣说："对于我们分开这件事情，我们都有责任，我愿意承担我的责任，同时也把属于你的责任还给你。"

步骤 4

祝福彼此。案主转身走向自己新的生活（图 5–9）。

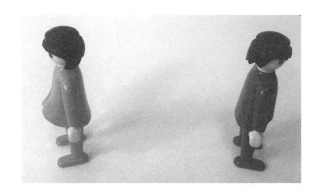

图 5–9　祝福彼此，转身走向自己新的生活

对前任伴侣说："我祝你幸福，也请你祝福我。"

四、亲人过世

（一）系统动力

亲人过世如果没有好好面对，常可能出现以下的影响：

（1）如果亲人过世的当时没有好好表达悲伤，或者亲人过世太突然而没有机会表达悲伤，此时情绪好像被冻结住了，就会影响之后的生活，容易产生莫名的情绪，最常见的是愤怒，或把压抑的情绪无意识地爆发到其他家人或别人身上。这样的个案需要支持案主表达压抑的悲伤及冻结的惊吓。

（2）有的案主很舍不得自己的亲人死，甚至在潜意识里要跟着他走，也就是想要跟着死去。当他被这样的死亡动力牵动时，就会影响他的健康、事业、家庭关系及生命的活力，所做的事很容易朝着死亡的方向移动，甚至有时候会有生命危险。这样的个案要引导案主"全然"表达悲伤，打开遗憾的心结，并让他看到过世的亲人已经安息，不要再打扰他们了，要让自己过得更好才是对过世亲人的一种成熟的爱。

（3）有些案主的哀伤来源于承接了家族对死亡的悲痛，比如家族里有人意外死亡，或者是令人难以接受的死亡事件所造成的集体悲伤，这种案例所带来的影响就是会让案主的生命活力难以发挥，无法真正活出自己的人生，好像在替别人活一样，甚至难以成立自己的家庭、难以有自己的孩子。这时候案主就要面对家族里这个特殊的死亡事件，并且尊重所发生的事，排列师也要引导案主做一些好事来纪念他们。

（二）支持重点

每个个案情况不同，请根据具体情况加以调整。

（三）步骤要点

步骤1

选择两个人偶：一个代表过世亲人，让他躺在地上；一个代表自己，站在旁边（图 5-10）。引导案主情绪流动，表达深层的悲伤。

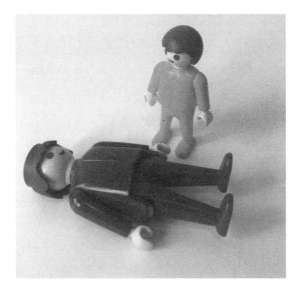

图 5-10　过世亲人躺着，自己站在旁边，让情绪流动

比如案主对自己爸爸的去世不能放下，引导案主说出："爸爸，爸爸，爸爸，我想你。"

步骤2

透过人偶的动作让案主与过世的亲人拥抱，支持案主说出想要说的话，与过世亲人间的未竟之事和解（图 5-11）。

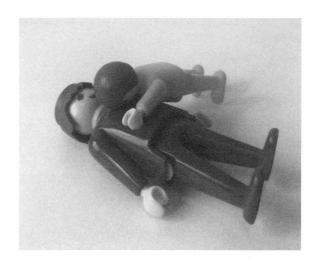

图 5–11   与过世的亲人拥抱，说出想说的话

步骤 3

请案主将对过世亲人的爱转化为正向的方式，比如引导案主用过世亲人希望的方式表达爱的联结，向过世亲人承诺自己会好好地活下去。最好有具体的行动建议。

引导案主说："爸爸，我爱你，现在我知道了，我不再用痛苦哀伤的方式来爱你，我会用让自己活得成功、活得快乐的方式来爱你。"

步骤 4

请案主与过世亲人告别，让案主站起来，向过世亲人鞠躬（图 5–12）。请过世亲人好好安息，表示自己会更有力量面对当下的人生，然后让案主慢慢后退、转身，向前跨一步，面向光明的未来（图 5–13）。

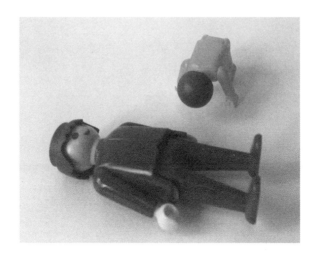

图 5–12　向过世亲人鞠躬

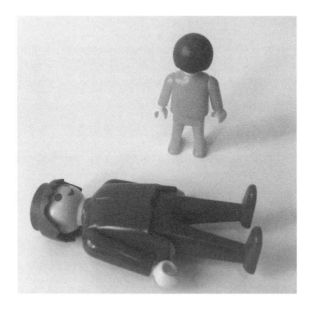

图 5–13　转身，向前跨一步，面向未来

五、重男轻女

（一）系统动力

重男轻女的家庭常出现的系统动力有：

（1）基于忠诚，在这样家庭的女性往往无意识地跟随重男轻女的观念，继续创造自己的重男轻女的家庭，继续影响后代的命运。

（2）有些女性会活得像男性一样，以获得父母或家族的认可。

（3）有些女性会很没自信，自我价值感较低。

（4）有些女性会难以拥有长期稳定的两性关系与幸福婚姻。

（5）有些女性怀孕时知道怀的是女胎就会拿掉，造成更多的遗憾。

（二）支持重点

接受自己，请求祝福。排列师不要与案主共同批判或对抗重男轻女的集体意识，而是引导案主接受自己是女性的事实，看到自己的生命价值，并且能够请求女性长辈们的祝福。

（三）步骤要点

步骤1

请案主选一个人偶代表自己。

引导案主握着自己的人偶放在胸前，对自己说：

"我是一个女孩。"

"我接受我是一个女孩。我接受我是一个女孩。"

引导案主接受自己是女孩的事实。

步骤 2

选择代表父母的人偶，面对父母，请父母接受自己是女孩（图 5–14）。

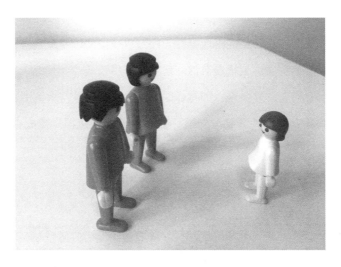

图 5–14　面对父母

此时引导案主对父母说：

"亲爱的爸爸妈妈，请接受我是一个女孩。"

"亲爱的爸爸妈妈，请接受全然的我。"

"亲爱的爸爸妈妈，请以我为荣。"

"请允许我以自己的女性特质为荣。"

步骤 3

排出家族的女性长辈们，尤其是因为重男轻女而付出代价的女性长辈们。让案主面对她们、看到她们、感谢她们，肯定她们的付出，并请求她们允许自己能够和她们的命运有所不同（图5-15）。允许自己能够不再认同重男轻女的信念，并能以自己的女性特质为荣。

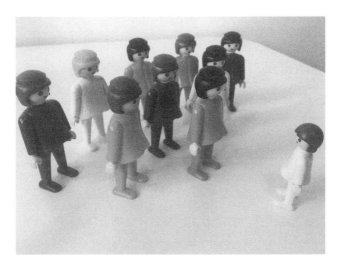

图 5-15 面对家族女性长辈，尊重、感谢她们，并请求她们的祝福

此时引导案主对女性长辈们说：

"亲爱的家族的女性长辈们，我尊重你们的命运，我感谢你们为这个家的付出与牺牲，才能够让这个家继续传承下来，感谢你们。"

"亲爱的家族的女性长辈们，请允许我接受自己是一个女孩，请祝福我用不同的方式爱这个家。"

"如果我不再用重男轻女的方式对待我的孩子，请你们允许我并且祝福我。"

最后，超越男孩女孩的性别分别，引导案主对女性家族长辈说："亲爱的女性长辈们，请你们看到我这个人，而不是只看到我是一个女孩或男孩，请超越性别的分别，看到我这个人。我爱我自己，我要活出独特的自己来荣耀自己、荣耀天地、荣耀这个家，这是我爱你们的方式，请你们祝福我。"

六、联结祖先力量，开创美好未来

（一）系统动力

当案主缺乏跟父母、背后家族与祖先力量的联结时，它所带来的系统动力影响会有：

（1）觉得生命没有动力，好像做什么都没有向前的力量。

（2）做决定比较犹豫，容易反复，有时候不知道自己真正要什么。

（3）容易出现讨好别人的情况，比较害怕表达自己真正的感受。

（4）觉得孤单，好像这个世界只有自己一个人。

（5）容易产生空虚感，或沉溺于某些行为，例如沉溺电玩、喝酒、赌博，成为工作狂、购物狂，或罹患暴食症等，有时候会逃避到宗教里。

（6）难以进入稳固、长久的伴侣关系，想要维持幸福婚姻会比其他人辛苦。

（7）有的会不想生孩子，没有那种想要传宗接代的感觉；或觉得孩子是一件麻烦事，担心没有办法好好照顾孩子。

（8）有的会移民，从一个地方移民到另外一个地方，没有根的感觉。

（二）支持重点

透过联结父母、家族与祖先的能量，引导案主将被中断的能量重新联结，并尊重父母与家族祖先们的命运与所发生的事，带着深深的尊重回归序位。让背后家族的力量不再是一种阻碍，而能够成为一股坚强的支持力量。透过联结背后的祖先我们也联系上生命的源头、连上了"根"，如此带着背后的这份支持，能帮助案主更有力量实现自己的人生。

这个排列不限只做一次。每次做，都能有不一样的收获。除了可以帮案主做之外，排列师自己本身也可以用人偶做这个排列，帮助自己联系上背后祖先以及生命的强大力量，支持自己面对种种挑战，实现人生的理想。

（三）步骤要点

步骤1

可以请案主选出自己、父母及往前几代的男性或女性祖先代表，每一个人都有自己的父母，每个人偶的后面都有一对父母，一直推溯，把他们一个接一个、一代接一代地排列出来（图5-16）。

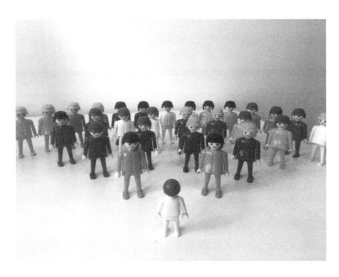

图 5-16　排列出一代一代的长辈祖先们

步骤 2

请案主扶住代表自己的人偶看着历代祖先，向他们鞠躬表达尊重与感谢，重新联结家族中的父系与母系的力量（图 5-17）。

此时可引导案主自己对长辈祖先们说出以下的话，或让案主自己朝着这个方向说出类似的话：

"亲爱的爸爸妈妈、亲爱的祖先们，谢谢你们把生命传了下来，没有你们就没有我，只要你们缺了其中一个，我就不会存在于这个世界。"

　　"感谢你们的付出，感谢你们为家族所做的一切，我尊重你们所有人的命运。"

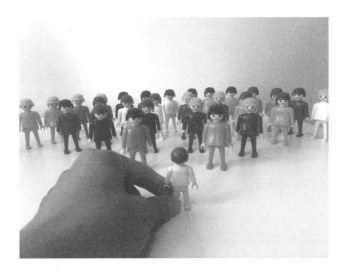

图 5-17　扶住自己的人偶，对祖先表达尊重与感谢，重新联结父系与母系的力量

　　"我的身上流着你们的血，感谢你们把许多美好的特质传承到我身上，我会好好发挥。适合我的，我会把它发扬光大；不适合我的，我会用我自己的方式发挥我的特质，活出我的人生。"

　　"我会用我的成功和幸福让你们荣耀，并感谢你们，我会带着你们在我背后支持的力量，实现我人生的使命，为这个世界做一些美好的事来报答你们。谢谢你们，我爱你们！"

　　接着，案主可以用他自己的方式向他的祖先们表达敬意，可以把双手放在本人自己的心上，可以是鞠躬，也可以是真正的磕头。然后引导案主把这个画面放到心里。

步骤 3

请案主将代表自己的人偶转身，感觉身后有父母的力量，还有祖父母、曾祖父母、历代祖先的力量在支持自己，看向光明的未来（图 5–18）。

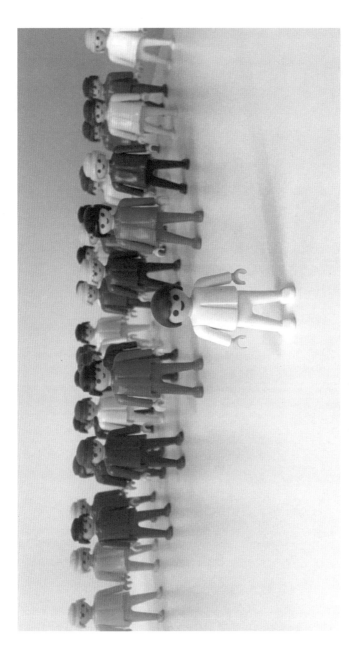

图 5-18 转身，感觉身后辈祖先们支持的力量，朝向光明的未来

第 6 章

小人偶排列——

个案示范与解析

每位资深的排列师都有自己独特的经验和操作方式，我从我的个案里挑选了一些不同范畴及不同系统动力的案例，让大家了解我是怎么进行一对一个案排列的。并不是说我做的一定是正确的，只是我看到这些案主的改变和回馈，认为非常值得大家揣摩参考，希望能帮助大家更清楚地掌握个案操作的实务，增强对系统动力的认识与感知，未来让更多的个案因此而受益。

另外，为了保护案主，我对案主身份细节做了修改，其他的部分我们尽量呈现当时的操作过程及场域感受。有的案主接受旁边有受训学员观摩，在不影响个案的情况下，我会对这些学员提出个案的重点指导与案例分析，这些都是重要的学习过程。

案例1 我为什么没有力量，不够担当？

张经理是个沉着干练的职业女性，在台北一家外企担任高阶主管，今年四十岁。

【排列操作】

第一步"起"：建立关系，厘清问题，收集信息，达成共识。

周老师："什么议题？"

张经理："我非常想做好事情，但是发现我不够担当，力量不足。在工作上，如果我感觉到老板信任我，我就拼命去做；如果我感觉到老板对我不认可、不信任，我就什么都不想做了。我需要别人鼓励我、推动我，才有力量向前走。"

周老师："你爸妈的情况怎么样？"

　　她沉默了片刻，咬了咬唇说："妈妈怀我的时候，爸妈就吵架闹离婚。我刚出生，我爸就和我妈离婚了，我是由我妈带大的。在我五岁时，妈妈有了第二段婚姻。但我十二岁时，继父去世了，之后妈妈就没有再婚了。"

　　周老师问："你和爸爸多久碰一次面？"

　　张经理："我读中学的时候，我妈会有意识地让我去见我爸，后来碰上人生重大事件时，比如读大学、结婚，也会去见爸爸。大概两三年会见一次爸爸。近年来，当他生病时我会去陪他。抱着爸爸的感觉很好。现在爸爸已经八十岁了，可能时日不多了。"张经理在说这些的时候，情绪表现得异常平静。

　　第二步"承"：选择代表，探索动力，询问历史，揭露真相。

　　周老师对张经理说："好，现在我们就来探索一下，这里有一些小人偶，选一个人代表你爸爸，一个人代表你的工作，一个人代表你自己。这些人偶，穿裙子的代表女生，一般的代表男生。"周老师在操作台上做一个记号，界定场域范围。让张经理按照自己的感觉在场域内排出爸爸、工作和自己的位置。张经理把代表自己的人偶排在场域最靠边的一个角落里，代表爸爸的人偶排在另一边的角落里，和她面对面而立。代表工作的人偶排在场域界限另一边靠边的位置，和父女两人呈三角形站立，背对他们两个（图6–1）。

　　看到张经理这样排列，周老师说："虽然是人偶，但是看到人偶就像看到每个人偶代表的人一样。看到这些人，我们就可以和这些人联结上。"张经理看着这些代表一个个孤单的样子，开始眼眶湿润，流下了泪。

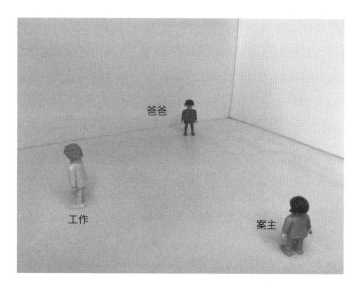

图 6-1 初始排列画面：案主、爸爸、工作都排在角落里，形成三角形

周老师对张经理说："你看爸爸待在自己的世界，后来他有再婚吗？"

张经理："爸妈离婚后，爸爸三十年来一直独居。"

周老师："这是一个独居的家庭。爸爸是单独一个人，工作是单独一个人，你也是单独一个人。"听到老师这样说，张经理的眼泪又情不自禁地流下来，看着场域中每一个孤单的人偶。

周老师："你一直说想要找到一个伴侣，想要结婚，可是心里却想要单独一个人啊！"周老师又问，"你父亲的家庭怎么样？"

张经理回答："爷爷奶奶老来得子，他们生下我爸爸时分别是五十多岁和四十岁，因此爸爸一直害怕自己会成为孤儿，会没有人养他。爸爸之前就有一个姐姐被送养。"

周老师让张经理找一个人偶作为这个被送养的姑姑的代表，让张经理根据自己的感觉放在一个位置上。张经理把姑姑放在爸爸身后（图 6–2）。

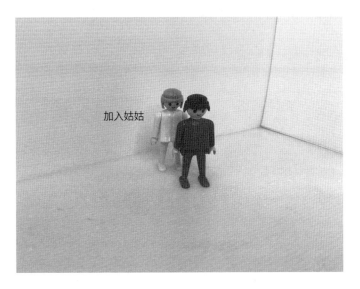

图 6–2　探索动力：把姑姑放在爸爸身后

周老师对张经理说："他们都是孤单的人。加入姑姑后，你觉得你爸爸会是什么反应？你的爸爸会看向他姐姐吗？"张经理摇摇头，答道："以我对爸爸的了解，他完全活在过去、活在恐惧和隔离中，他的人情非常淡漠，没有一个朋友，亲人也不认。"周老师转动爸爸人偶的代表，让爸爸慢慢地转身，看向他的姐姐。向张经理问道："你的姑姑会怎样呢？"张经理："我觉得姑姑会抱住爸爸。"

周老师："我们试试看，好吗？"周老师让姑姑的人偶代表双手抱住爸爸，但张经理却用手推着爸爸人偶代表的脚往后退。

周老师："他想往后退，也许你爸爸会压抑自己的情绪，在你的脑海里，是这样认为的。但也许他真正渴望的是拥抱，就像你渴望他拥抱你一样，就好像你渴望别人可以拥抱你一样。"张经理摇头。

周老师："你害怕被人拥抱。"张经理点点头。

周老师让爸爸转身，对姑姑伸出手（图 6-3）。张经理说："我对姑姑没有什么感觉。"周老师："但是，你把姑姑放在了爸爸身后很近的位置，这是你没有想到的，但你却这样排了。所以，姑姑需要被看见。"

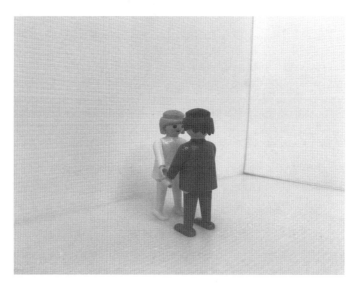

图 6-3 揭露真相：姑姑需要被看见，爸爸转身看姑姑

第三步"转"：寻找解决之道，表达情感，回归序位的爱。

周老师对张经理说:"现在,你看到这些会怎么做呢?"张经理快速向前移动代表自己的人偶,想靠近爸爸和姑姑。

周老师:"不要太快,所有的移动都要慢慢的,这样才是心灵的移动。太快只是头脑的移动。"张经理慢慢移动代表自己的人偶靠近爸爸,然后,又靠近姑姑,走到姑姑身边(图6-4)。

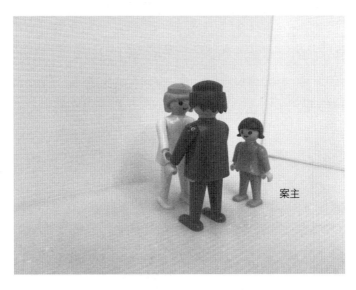

图6-4 案主移动代表自己的人偶靠近爸爸和姑姑

周老师:"是的,靠近姑姑,跟你的姑姑说些话。"

周老师引导张经理说:"姑姑,你被送走了,我可以感受到你的孤单!爸爸被留下来了,但是他也很孤单。"张经理开始情绪激动,哽咽不已,说道:"有时候,我也感到很孤单。"周老师让姑姑的人偶代表拥抱张经理的人偶代表。张经理的情绪更加激动,开始哭出声来。周老师站起身:"现在,我来代表你的姑姑。"周老师拿了一块薄薄的垫子放在胸前，站到张经理本人的旁边，她靠到周老师怀里就开始放声哭泣，有委屈、有思念，有压抑了很久的对亲人的爱，她的情感开始流动了，喊着："我再也见不到我姑姑了！"周老师代表张经理的姑姑，一只手放在她的头上，另一只手放在肩上，对她说："姑姑想对你说，没事，没事。你愿意叫我一声姑姑，我就满足了。"她又更加放声痛哭，喊着："姑姑，姑姑！"然后，在姑姑的怀抱里尽情地表达这么多年对姑姑的思念和爱。

事实上，这不只是张经理对姑姑的思念，而是整个家族系统对被送养的姑姑的思念，是集体系统的分离悲伤透过她表达出来了。

周老师回到排列师的角色："你现在深呼吸，把对姑姑的联结吸到心里面。把它放到你心里的某一个位置。然后跟姑姑说：'有你在我心里，我们都不孤单。'"

张经理跟着说："有你在我心里，我们都不孤单。"

周老师代表姑姑说："我很开心。"接着，周老师和张经理都坐回自己的座位上。张经理把代表自己的人偶放到爸爸身边，一起看着姑姑。

周老师："爸爸有他自己的人生，但你现在陪着爸爸看到姑姑，让姑姑重新回到这个家中。"她让姑姑的人偶代表伸出双手，拥抱代表他们父女的人偶。

周老师："让他们成为你背后的支持力量，把这个画面放在你心里面。现在你知道爸爸和姑姑在你心里面都有一个位置。同时，他们也都希望你过得好，往前走。"张经理点头。

第四步"合"：扣回主题，内化过程，回家之后，行动建议。

　　周老师："现在，我们让爸爸和姑姑成为你背后的支援力量，好不好？"周老师把爸爸和姑姑的人偶代表放在张经理的人偶代表后面，问她："这样感觉好不好？"

　　张经理答："好。"她脸上出现了愉快的笑容。"现在，我想要看我的工作了。"

　　周老师："我们看一下'工作'想不想要看你？"周老师用手感知一下工作的人偶代表说道："哎，你很有吸引力，'工作'也很想看你。"然后周老师移动工作的人偶代表，转身看向张经理的人偶代表："你看，刚才工作代表是背对你们的，但现在很容易就转过身了。"并对张经理说："你接下来不管去哪里工作，公司和部门都会很欢迎你的。"张经理慢慢移动自己的人偶，靠近"工作"（图6-5）。周老师提醒她："一边往前走，一边感受着背后的支持力量。"

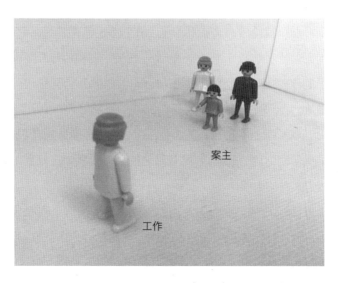

图6-5　案主移动自己的人偶靠向工作的人偶代表

周老师摸着工作的人偶代表，对张经理说："你知道'工作'想说什么吗？它说：'来啊，来啊，太好了，我需要你！'"

张经理笑了："我想要拥抱'工作'。"

周老师："很好，可以的。"张经理让自己的人偶去拥抱工作的人偶代表。

周老师："现在，把这个画面放在心里，感受着背后的支持的力量。你不是孤单的。你可以把这个排列的画面拍下来，放在心里。"张经理点点头，用心看了这个画面好一会儿。周老师让张经理休息，排列告一段落。

对于回家后的行动建议，周老师没有再给了，因为这个过程已经内化于张经理的内心。因为这份内在的改变，她对未来的工作会充满爱和担当的力量！

【个案追踪】

几个月之后，张经理告诉我们她找到了一份她热爱的工作，工作越来越得心应手，并且她认真地在成长路上继续学习，提升自我。后来听说她认识了一位男朋友，两人正准备踏上婚姻的旅程。我们祝福她。

【案例解析】

（1）案主一开始提到工作状态很受老板的认可影响，表示上一辈对她的影响较大，因此排列师试着询问她与父母的关系，并且收集到她与父亲从小就分离了的信息。案主一开始就把自己与爸爸的距离排得很远，反映出现实的情况；而两人面对面地相望，表示案主潜意识里对父亲有深深的渴望。

（2）接着询问父亲的家庭历史时，案主提到父亲有一位被送走的姐姐，也就是案主的姑姑。在让案主为姑姑的人偶代表摆放位置时，案主把姑姑代表放在了爸爸代表的身后。这是一个很特别的信息，也是非常重要的线索，反映了在案主的潜意识里，爸爸跟随着被排除的姑姑的动力，都是与家人分离而成为孤单的人，这也反映了案主的家族系统动力。因此，当排列师把这份家族系统里深刻的分离感与孤单感反映给案主时，案主的情绪如溃堤般流动出来。这些情绪里有孩子对父亲的思念，有承接被排除的姑姑的悲伤，有家族系统里集体的分离情绪……这一切深层的情绪与动力都在这么一个简短的人偶排列里清楚地呈现出来。接着，当所有这些情绪能以一种成熟的方式流动，当被排除的姑姑重新被接纳，这个家就重新变得完整了，而案主本人也因此可以回归到属于自己的序位。当她能够重新跟父亲联结，感受到父亲在背后支持的力量，重新面对工作时，她就不会那么无意识地把老板投射成父亲进而影响到她工作时的表现了。

（3）所有这些情绪都储存在案主家族的集体潜意识里，超越了她头脑的设定。但是当排列师让案主用人偶排列出来的时候，这些人偶的位置就把他们家族这些集体潜意识的信息呈现出来了。因此，排列师要信任自己的感知，信任案主的潜意识信息呈现，也要信任画面的移动，把握住重要的线索。

（4）关于身体接触：在团体排列中，实际的真人排列常常会有身体上的接触，这样可以让案主的身体与脑细胞产生新的记忆，发挥梳理与重新创造未来的可能性。在人偶排列时，如果排列师觉得案主需要透过身体记忆去工作，排列师也可以作为代表和案主有身体上的接触，让案主有机会产生新的身体记忆。透过这个过程，让案主的脑细胞与身体细胞有重新的整理。特别需要留意的是，当有身体的接触时，必须在两人身体之间放一个垫子或毛毯，以避免误解。在进行一对一个案时，要有一位助理或工作人员在个案室里陪伴，以保护自己及案主的身体安全。

案例2 为什么我老是害怕拥有很多钱？

刘总是一位女性企业家，在深圳开了一家公司，今年四十一岁，是个智慧与美貌双全的女人，育有一个九岁的儿子，生活富裕。

【排列操作】

第一步"起"：建立关系，厘清问题，收集信息，达成共识。

周老师："什么议题？"

刘总："我很害怕我拥有很多钱。我有很多资源，也有很多机会可以赚很多钱，但我觉得钱够花就好了。树大招风，有太多钱也不想让人知道，也要装作没有太多钱的样子。我怕太有钱了，有人会害我，有人会绑架我的儿子。"

周老师："好像是说，如果我把钱都捐出去了，就没有人会害我了。"刘总笑了。周老师又问："你恐惧、害怕拥有很多钱。你们家里曾经很有钱的人是谁呢？"

刘总："据我了解的情况并没有。我父母都是一般人，务农为生，家里有很多地。当初我爷爷被骗去当兵，加入了国民党，在解放战争时，就缴枪做了战俘。爷爷说，他从来没有开枪杀过一个人，他在军队里只是煮饭的。爷爷后来去了东北开垦荒地，去那里的人都有很多地。"

周老师："你爷爷是如何开垦荒地的？"

刘总："比如去山上，看到这块地还行，就把这块地圈起来，把树砍伐掉。有了很多地之后，爷爷就带着爸爸耕种这些地。但现在这些地都租出去了。"

周老师："有了这么多地，你们就变有钱人了吗？"

刘总："没有，只够基本生活、平常花费而已。"

第二步"承"：选择代表，探索动力，询问历史，揭露真相。

周老师对刘总说："现在，找一个人偶代表你自己，一个代表金钱，还有代表你爸爸和妈妈的一对人偶。"刘总找了一个黄色人偶代表自己，红色人偶代表金钱，一对蓝色人偶代表爸爸和妈妈。排列出来的画面是：自己的人偶代表站在爸爸、妈妈的前面，金钱摆在自己的对面（图6-6）。

周老师："你们家里有人被送走了吗？"

刘总："我爷爷的亲哥哥被过继送走了。我听说爷爷当年才十岁，自己坐船要去找他的哥哥，一个好心人还给他买了一张船票。"

周老师让刘总加入爷爷和被送走的堂祖父的人偶代表。刘总把爷爷放在爸爸的身后，把堂祖父放在金钱的身边（图6-7）。

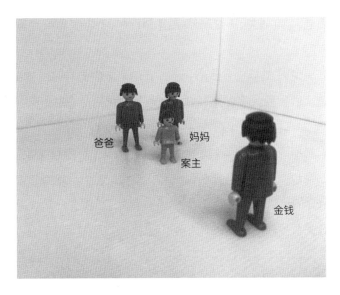

图 6-6 初始排列画面

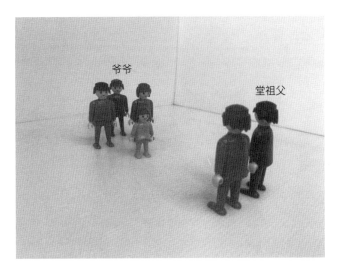

图 6-7 加入爷爷和堂祖父

周老师问刘总："这一群人互望呢！后来你堂祖父到哪里去了？"

刘总说："堂祖父有四个儿子，我这些堂伯们有的做县长，有的开矿、做生意，都过得很好。在爷爷过世前，有联络到我这些堂伯们。"

周老师疑惑道："他们怎么会变得很有钱呢？你把堂祖父放在金钱的旁边，金钱会有什么反应呢？堂祖父会有什么反应？你可以按照你的感觉移动他们。"刘总摸着小人偶，嘴里一边说着："他们好像关系很好，和金钱的关系很近。"一边将堂祖父转身，金钱也转身，让两个人偶代表近距离面对面。刘总又说："但是感觉好像哪里不对劲，好像有一种拿了别人的东西的感觉。"周老师让刘总选一个人偶，代表家族中的"不当得利"。刘总把"不当得利"放在了金钱和堂祖父两个人偶代表旁边中间的位置（图6-8）。

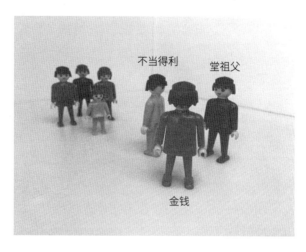

图6-8　加入家族中"不当得利"事件的人偶代表

周老师："当你堂祖父被送走之后，你只听说后来堂伯们的境况，但并不知道中间的过程，是吧？也许在这里面有一些不当得利的金钱纠纷。看到这个画面，你有什么感觉？"

刘总仔细看着，感知了一会，说道："就是感觉不应该拿别人的东西。我也不想陷入里面去。我的堂祖父应该退回去。"周老师移动三个人偶的位置，让金钱和堂祖父代表都看向"不当得利"的代表，再问刘总的感觉。刘总说："我害怕他们会打架。"周老师让堂祖父退后一些，刘总说感觉好一些。当周老师把"不当得利"放在金钱和堂祖父中间，刘总则又害怕他们起冲突，并显露出有些害怕、颤抖的样子。周老师问："怎么办呢？"刘总说："我也绕过去吧。"周老师鼓励她试试看。刘总笑了笑，然后推着自己的人偶代表往前靠近，忽然开始哭泣，说道："我害怕。"周老师问她："有点想靠近，但又害怕，觉得那里充满张力，可是又被吸引。如果'不当得利'会说话，它会说什么呢？"

刘总："自私、贪心。"

周老师："我代表它说这些话，好吗？"刘总点点头。

周老师代表"不当得利"说："你太自私、贪心了，你拿了属于别人的部分。你太自私、贪心了，你拿了我的部分。"说完后问刘总："你觉得堂祖父会是什么反应？"

刘总："我觉得他应该道歉。"

周老师问："你觉得他会愿意吗？"

刘总："刚才觉得他愿意，现在又觉得他不愿意了。"

周老师对旁听的学员说："她身上有她的系统的信息，如果她的感知是正确的，可以跟着她的方向走。"

周老师问刘总："你可以怎么做？"

刘总："我替堂祖父道歉。"

周老师："那样你就变得太大了。"

刘总："那我尊重他们。"

周老师启发地问道："你还可以做什么？"

刘总说："我做好事。"

周老师再度启发引导："在堂祖父想道歉又做不到的时候，你该怎么办？"

刘总摇摇头："不知道。"

周老师对旁听的学员说："这就是人们在系统当中的盲点。"

第三步"转"：寻找解决之道，表达情感，回归序位的爱。

然后，周老师问刘总："你愿意陪着你的堂祖父去道歉吗？试试看。"刘总推着自己的人偶代表慢慢靠近堂祖父。

周老师代表"不当得利"对堂祖父说："你太贪心了，我不会让你得逞。"

刘总犹豫："我感觉我和堂祖父没有多少联结。毕竟是他们家的获利，我们家并没有受益。"

周老师："但是，你把金钱摆在他的旁边，就说明肯定是有关系的。他是你爸爸的大伯。当年，家里为什么要把堂祖父送走呢？"

刘总："我曾祖父生了两个儿子，养不起。"

周老师问："为什么是你爷爷被留下来？如果是你的爷爷被送走呢？你现在就完全不一样了。因为被送走的是你的堂祖父，你的爷爷才会留在家里，也才有了你的爸爸和你。"刘总陷入沉思，她把自己移动到堂祖父身后。

周老师让"不当得利"的代表看向刘总的代表，问刘总："你觉得它会怎么想？"周老师又找了一个小人偶，代表刘总的金钱，放在刘总的代表身边，然后让"不当得利"的代表看向刘总和她的金钱的代表（图6-9）。

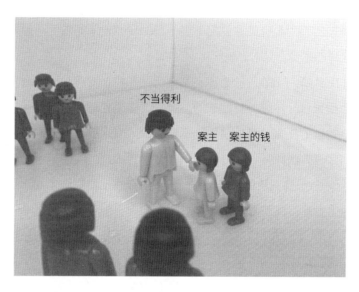

图6-9　呈现动力：家族中"不当得利"事件影响着案主

周老师代表"不当得利"问刘总："你带钱来了吗？"然后让"不当得利"一只手伸向刘总，把堂祖父的代表移到离金钱更近的位置，让"不当得利"面对刘总和她的金钱。接着问刘总："怎么办？"

刘总很委屈地说："我辛苦赚的钱，不想给它。"

周老师引导说："所以怎么办？试试看，陪堂祖父一起给它道歉。"

　　刘总陪着堂祖父一起面对"不当得利"的代表，真诚地说："对不起，我的堂祖父拿了属于你的部分，伤害了你，让你受损失了。我的堂祖父太贪心了，现在我陪着他向你深深地道歉，对不起！"

　　周老师又引导刘总对堂祖父说："亲爱的堂祖父，你被送走了，你没有办法留在家里，是我爷爷留在家里。那时候你一定很辛苦。我害怕有人会来抢我的钱，如果有钱我会变得不安全，我知道这也是你的感受，也是这位被不当得利对待的长辈的感受，你们都有这样的感受。求求你也向对方道歉！"

　　周老师："我有一个感觉，你堂祖父和'不当得利'好像关系不是很紧张，不是要打起来的感觉，可能彼此是合伙关系，或是有金钱上的往来，最后结果是不欢而散。而这个'不当得利'的人偶代表的就是那个合伙人。你有听过相关的故事吗？"

　　刘总："我不清楚那些细节，但我知道在他们那个年代，在东北做生意都有许多类似的事。"

　　接着，周老师问刘总："你觉得我们说了这些话，你的堂祖父会是什么反应？"

　　刘总："他好像觉得还可以，也不是特别对不起别人。"

　　周老师："他是不是好像愿意去看见'不当得利'了？"

　　刘总点点头："是的。"

　　周老师让堂祖父对"不当得利"的代表鞠躬道歉（图6-10），问刘总感觉怎么样。刘总说："感觉还不错。"周老师让刘总也向"不当得利"的代表鞠躬，让刘总再说一次对不起。这次刘总的鞠躬比较真诚了，她对"不当得利"的代表真诚地说："我陪着堂祖父向你道歉。对不起！对不起！对不起！"

　　此时，金钱的代表开始靠向堂祖父和"不当得利"的代表。

周老师问刘总："你感觉到什么了？"

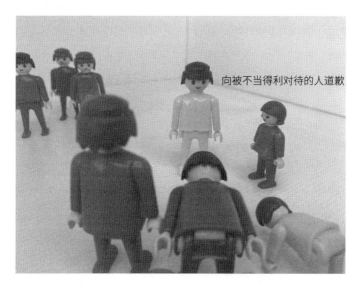

向被不当得利对待的人道歉

图6–10　解决之道：向受到他们家族不当得利对待的人道歉

　　刘总："和平。"

　　周老师问刘总："这些钱属于谁？"

　　刘总："大家。"

　　周老师又问："你在这里学到了什么？"

　　刘总："双赢。一起赚钱！"

　　周老师："很好，向他们鞠躬吧！"

　　刘总对他们行三鞠躬礼。

　　第四步"合"：扣回主题，内化过程，回家之后，行动建议。

　　周老师对刘总说："刚刚是你们家族的钱，现在，把属于你自己的钱拿出来，给你的钱放一个位置。"刘总把代表她的钱的人偶，放在自己代表的对面。

周老师："现在要加入一个关键的人物——和你一起赚钱的人，选一个人偶代表和你合作赚钱的人。"（图 6–11）

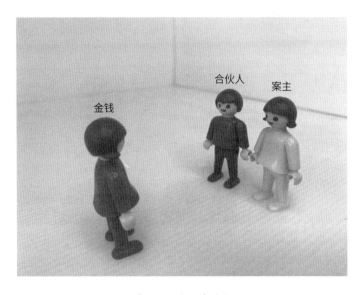

图 6–11　加入合伙人

周老师问刘总："你觉得你的合伙人愿意和你一起赚钱吗？"

刘总："我感觉他愿意。"

周老师："他怎么会知道你不会把属于他的那部分钱拿去呢？"

刘总："我让他靠钱近一些。我在后面，我支持他。"

周老师："嗯，你颇有悟性，很有感觉。你觉得你这样做，他会怎么样？"

刘总："我觉得他想和我一起赚钱。"

最后，周老师让合伙人退后，和刘总并排站在一起，然后让他们都退后一些，离金钱稍微远一些。周老师："你和合伙人如果离钱太近，你们眼里只会看到钱，看不清彼此，这样有所领悟吧？"刘总点点头。

【个案追踪】

一年后，陆续听到有关刘总的消息，她现在越来越忙碌，事业也越来越成功。她认识许多经济条件与社会地位都不错的朋友，担任了某知名商会的会长，参加了许多公益活动，自己也过得很开心，也不再听到她提起对金钱的恐惧了。

【案例解析】

（1）小人偶排列是非常强而有力的助人工具，如果案主够专注时，透过人偶的位置，就能够把深层的系统动力呈现出来。因为案主身上一直与他的系统紧密关联着，出乎我们头脑的想象。系统的动力一直存在于案主身上，所以能够透过案主把它排列出来。而这些排列出来的位置和方式是很有意义的，尤其是那些出乎意料的位置和方式，一般人是不会那么排的，而案主却那么排了。就像上述个案，刘总竟然把金钱和堂祖父排在一起。

（2）除了血缘关系会让我们形成一个家族系统，非血缘关系事件中出现不当得利、让出位置、生死纠葛事件，也会让我们与对方形成一个特别的系统。它不是血缘关系的系统，而是非血缘关系的系统，而这样的系统所带来的影响有时候会超越血缘关系系统。从刚才的个案过程就能看到，这个排列不仅探索案主对金钱的恐惧，当案主把她的堂祖父排在金钱的旁边，信息就已经非常明显呈现出其与金钱利益纠葛有关。

（3）对于案主而言，她需要做的事情是带着深深的尊重面对这一切，而不是去探索细节，排列师要帮助她回到序位去尊重所发生的事。

（4）然后最重要的就是扣回主题，应用于实际生活。当刘总和合伙人一起面对金钱，刘总想要退后一步时，我们去感觉这个合伙人。这个合伙人也觉得不舒服，他自然想要和刘总一起赚钱，这时候平衡就发生了。刘总让自己站回来的这个动作，也显示自己不害怕拥有钱了。刘总的领悟相当重要，从她的回答我们可以知道，她已领悟到要从这件事里学到什么了。

【问题解答】

回答受训学员对上述案例的相关问题：

（1）当一家人都看向钱时，为什么会问到家里是否有被送养出去的人呢？

一家人排在一起，金钱在一家人的对面。一家人一起看向钱时，有可能就有被送养出去的人或是和他们家人对立的人。然后我们可以询问家庭的历史，并且把那个人加进来做一个测试，来验证我们的感知与假设是否正确。

（2）排列师怎么感知到"不当得利"和堂祖父没有很强烈的情绪或冲突？

排列师根据案主对这起不当得利的感觉并不是很恐惧，然后加上自己的感知。排列师只要能够专注敞开自己，就像团体排列代表一样，是可以感觉到这些信息的。此外，要多累积个案排列，并多做静心练习，这样就能够提升自己的感知能力。

（3）老师为什么会问她，家里谁比较有钱？

她对金钱有莫名的恐惧，而莫名的恐惧来源：一是个人经历，比如自己有钱之后发生过不好的事情；二是系统动力，比如家族里有人很有钱，然后有什么不好的事情发生。因为没有听刘总说起个人曾在有钱之后发生过什么不好的事情，所以，我就直接问家里谁比较有钱，这是系统动力部分。

案例3　逃避事业，逃避成为男人
——颈椎问题的背后

来自英国的 Jones 是销售汽车的业务人员，今年二十七岁，参加过许多心灵成长课程。他到处上课是为了疗愈童年被妈妈虐待的心理创伤。他看起来身体强壮，像个朝气十足、时尚前卫的型男，很多人可能看不出来他的颈椎病已经困扰他二十多年了。

【排列操作】

第一步"起"：建立关系，厘清问题，收集信息，达成共识。

周老师："你几岁了？"

Jones："二十七岁。"

周老师："你有孩子吗？"

Jones："有一个孩子，曾经堕胎过一个。"

周老师："你的婚姻状况？"

Jones："离过两次。现在是第三次婚姻。"

周老师："你的议题是什么？"

Jones："身体健康方面的。"

周老师："身体具体是什么状况？"

Jones："我的颈椎有两节突出，已经有二十多年了，医师说这辈子要好是不可能的。"

周老师："做排列不能直接让你的病好，但可以让你把心结打开，更积极地去面对疾病。透过排列来支持，身心结合，治疗效果会更好。"

周老师问 Jones："在你得颈椎病之前，有没有发生特别的事情？"

Jones："我小时候玩云霄飞车时受过伤，伤到自己，脖子痛得厉害。"

周老师："看来是刺激性的活动造成的。按照我做中医的经验，这个病可以治，我会介绍相关的医生来帮你。我在这里给你系统与心理的支持，从心理层面来看，颈椎问题往往是想要控制，害怕自己做不好，想抓住自己的情绪感受。"

第二步"承"：选择代表，探索动力，询问历史，揭露真相。

周老师让 Jones 找四个人偶，分别代表爸爸、妈妈、自己、颈椎问题。Jones 找出三个白色人偶，分别代表爸爸、妈妈和自己。父母代表并排在一起，好像关系很亲密的样子；自己则与爸爸、妈妈相对而站。至于颈椎问题的代表蓝色小人偶，则站在自己的侧边（图 6–12）。

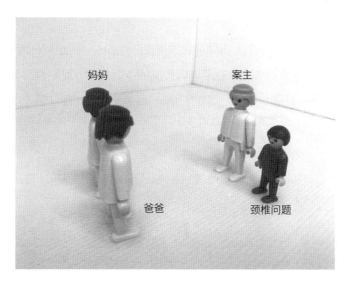

图 6–12 初始排列画面

周老师："你要感觉一下爸妈之间的关系、爸妈和你的关系，以及距离远近。不是根据你理想中的样子来排，而是依照你自己心里的感觉。"Jones 调整了一下自己颈椎问题的代表，放在了自己的正后面。

周老师："你爸妈关系好吗？"Jones 点点头。

周老师："如果你继续生这个病，你会得到什么好处？"

Jones："关注、逃避。"

周老师："你在逃避什么？"

Jones："问题。"

周老师："你在逃避什么问题？"Jones 沉默许久，好像不知道从哪里说起。

周老师："你现在正面临的，最担心的事情是什么？"

Jones："事业。"

周老师找了一个人偶做事业的代表，让 Jones 给他排一个位置。Jones 把这个事业代表放在了爸妈代表的身后还有一段距离的地方。爸爸、妈妈好像一堵墙，挡在了 Jones 和事业代表之间（图 6–13）。

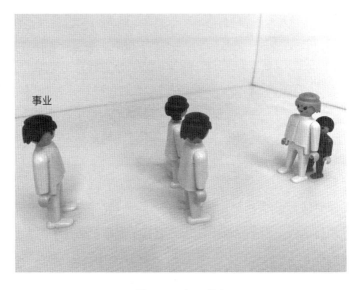

图 6–13　加入事业

第三步"转"：寻找解决之道，表达情感，回归序位的爱。

周老师触摸感知爸妈和颈椎问题的代表，对 Jones 说："你已经在爸妈关系里待太久了，你不能一直待在里面，逃避你的事业。你看到你的事业在爸妈的身后，你自己都知道。你的病只是拉着你，对你不是大问题。你要来到事业这里，这才是最重要的。你在这情绪里面太久，时间长就会烂掉。情绪会给我们一种感受，但如果我们太沉浸在感受里是会上瘾的，停留在感受里是没有办法修成正果的。因为感受来来去去、有好有坏，要把感受转化为成长的动力，这样才能够有所成就。所以，没有人可以把你从感受里拉出来，一切都是你自己的决定。你想要怎么样，你知道吗？"

Jones："走出来。"

周老师："是的。你在情绪、感受、情感上已学够了，你需要走出来。这是你妈妈以前的状态，虽然你是用比较好的方式在经历，但你的方式还是停留在课堂里，还是一样在绕。现在，你要跨出去了，要从感受里走出来。这样，你才能用在这里学到的来帮到自己。这次学习结束之后，你就好好去开创事业，做你的事情，暂时不要再去上任何课程。等你的事业有了具体成果，想要再上一层楼时，可以再回到我的课堂里来学习。"

周老师找了五个人偶代表曾经教过他的老师们，排在 Jones 的侧边前方（图 6–14），对 Jones 说："你的爸妈已经很好了，不要再期待他们更好了。这些老师也不是完美的老师，不要在老师身上要求得到比你爸妈给的更多的关注，这样你就无法真正成为自己。至少未来三年，不要再上任何课，全心全意做事业，和老婆好好过日子，她是个很有爱的女人，但缺乏安全感。你不要再多说什么，关键是做。好吗？来吧，站起来，告别吧！"

Jones 从座位上站起来，退后几步，面对父母的代表。周老师："告别不是不见，是与渴求爸妈关注的感受告别。你可以闭上眼睛，想象你爸妈在前面。"Jones 自己跪了下来，给父母磕头。周老师引导他："你过去所有的社会经历、课堂经历、与人互动的经历，都很珍贵，你现在要整合起来出成果了。这些都是你与众不同的经历。"

Jones 跟着周老师对爸妈说："爸妈，谢谢你们，你们给我的关

注已经足够了，你们给我的关注已经足够了，你们给我的关注已
经足够了。"Jones 眼眶红润，语气有一点激动，继续说道："你们
给我的关注已经足够让我去开创我的事业、我的婚姻、我的人生。
你们给我的关注已经足够，接下来是我自己的人生。谢谢你们!
我现在要跟这种要求关注的感受告别了。再见了。"Jones 跟父母慢
慢地磕头告别，从他非常缓慢慎重的动作里可以感受到他心中真
的在做告别。

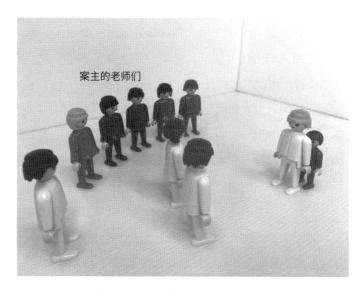

图 6-14　加入曾经教过案主的老师们

周老师再次引导 Jones 看着曾经帮助过他、教导过他的老师
们，对 Jones 说："在你心中，觉得哪几位老师比较特别，就在心中
谢谢他们，一个一个地谢谢他们。"Jones 闭上眼睛，嘴里若有所言
地对一个个老师说话，然后磕头告别。周老师引导 Jones 说："谢谢

你们的教导，我已经足够强壮了，我可以去面对我的人生，去开创我的事业了。你们给我的关注已经足够了，原谅我从你们身上寻找完美的父母，你们给我的关注与教导已经足够了，我要去开创我的人生了。"Jones 向所有教导过他的老师们磕头。

第四步"合"：扣回主题，内化过程，回家之后，行动建议。

周老师拍拍 Jones 的肩膀说："你看起来像男人了。好，看看你的颈椎病的代表，对它说谢谢。"Jones 看着自己的颈椎问题的人偶代表说："谢谢你！让你受苦了，我的脖子！我现在不用那么紧张了。我不用担心我做不好了。我长大了！"（图 6-15）

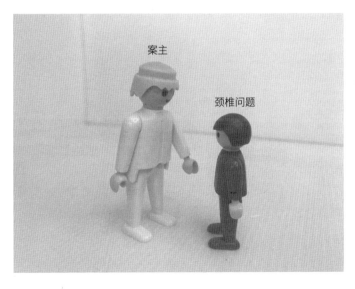

图 6-15 案主对自己的颈椎问题说话

当 Jones 有所领悟之后，接着周老师又问 Jones："小时候，爸妈怎么叫你？"

Jones:"长颈鹿。"

周老师引导 Jones 对自己说:"长颈鹿,谢谢你,谢谢你活下来,谢谢你这么坚强。我会照顾好自己的身体,你不用害怕。我把属于你的感受放在我的过去,你是我的过去。我会好好照顾我的身体,找到好的医生。谢谢你了,长颈鹿,再见了!"

周老师推着 Jones 的人偶代表往前,从爸妈侧边经过,靠近事业的代表,问 Jones:"这样做,你愿意吗?"

Jones:"愿意。"

接着,周老师让 Jones 自己推着自己的人偶代表慢慢地、一步步地更加靠近事业,面对着事业(图 6-16)。

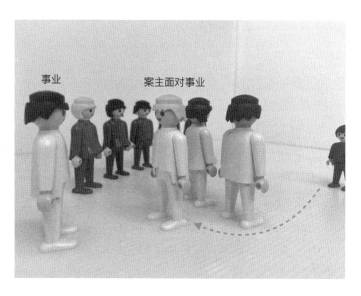

图 6-16 案主推着自己的人偶面对着事业

周老师:"告诉你的事业一句话。"

Jones："我爱你。"

周老师："用英文说一句话，I am ready（我已经准备好了）！"

Jones："I am ready!"

【个案追踪】

一年之后，有人邀请我到 Jones 的故乡英国去带领工作坊。Jones 过来当志工帮忙，并且告诉我，他这段时间努力开创事业，把精力都放在事业上，并且得到一点成绩了。他很感谢我当时坚决地告他不要再继续上任何身心灵课程，否则按照他过去的经验，他会继续一个课接着另一个课不停地上，却没有实际行动。现在的他真正成为一个男人了，脚踏实地，一步一步地经营自己的事业与婚姻，为自己的人生负起责任来。我相信将来一定会有许多与他有类似经验的人，可以从他这里得到帮助。

【案例解析】

上述个案，我与案主有一点私交，但如果是在平常聊天的场合，我们说的话他不一定会听进去。在这样一个特别设置的排列下，就有让他听进去的机会，得到跳跃性的突破。所以，对人的了解与观察不是死的。平时对一个人的观察在一对一排列时就可以派上用场，这时候你说的话他较容易听进去。还有一些私密的话题，用一对一排列也很方便。在你进行一对一排列操作时，这就是你的场子，你要强而有力地维护好，你的权威是用来服务的，这是你可以支持到人的地方。

刚开始案主排出来的是这样一种状况：他的颈椎病在他的身

后，他选了一个小孩人偶做他的疾病代表，就说明这个症状和他小时候的经历有关；而把疾病排在身后，又好像疾病在拉扯他。

接下来就像在做团体的系统排列，我进入代表的角色，我用手碰触人偶，感受代表的感受。我感受到案主自己内在的状况是在转呀转，他的症状也在转呀转。爸爸想要往后倒，妈妈和症状有些类似。我之前就了解到他的妈妈过得很辛苦，他和妈妈联结很深。

他的自省能力很好。我问他："生病想要得到什么好处？"他回答："关注、逃避。"我问他："目前最担心的是什么？"这个答案就是他要逃避的。我准备了一个事业的代表，要他自己排，其实我心里已经知道答案了，但我要让他自己去回答、去排列，让他自己去面对，这样他才会自己生出力量。

接下来在"转"的阶段，他只是想在老师身上投射对完美父母的期待。所以我引导他感谢父母、感谢老师。这里面要他告别的感受指的是孩子要求关注的感受，是一种低层次的归属感。所以我对他说了重话，那就是：父母和老师给他的关注已经足够了，足够让他去开创事业了，要把它真正用起来，不要再去上课了。我希望我成为他上课的终结者。我们是在做教育，不是在卖糖果。我们要真正帮到他。

我们在这里做的每一步都以对人性的了解为基础，以系统观念为基础，不是无凭无据、凭感觉去做，这样我们才可以一步步帮到人。

案例4　如何面对伴侣失和、外遇及堕胎的孩子？

　　艳丽是一家企业的高阶主管，四十多岁，做事利落，管人也不马虎。但是近一年来，遇到了夫妻问题，心中有一个坎一直过不去。

【排列操作】

　　第一步"起"：建立关系，厘清问题，收集信息，达成共识。

　　周老师问艳丽："什么议题？"

　　艳丽："和先生的互动有问题。"

　　周老师："具体是怎么样？"

　　艳丽平静地说："两年前关系还可以。后来我公司较忙，又到处学习，他也支持。我可能忽略他了，于是他有了外遇，并和那女人开了一家公司。后来我才知道了这事。"

　　周老师问："这事有多久了？"

　　艳丽回答："去年过年的时候，我们还一起返乡过年。去年五月份，外遇事件爆发。"

　　艳丽表情生动，越说越起劲："我先生是一家企业的总经理，外遇事件会影响他的前途和声誉。我要他好好处理，但他总是说一句话就离开了，不理我。我问他有什么打算，他说他还没有想好，考虑这个问题就头疼。我也不知道他是什么意思。"

　　周老师："关于他的外遇事件，你有什么反应？"

　　艳丽很平稳地说："我很生气。"

周老师微笑地说："但你说得津津有味，看起来不像生气的样子。"

艳丽："每次他说要回家，我就很害怕；他要离开时，我又舍不得。"

周老师："你不想和他离婚？"

艳丽："我也不知道到底是想离还是不想离。我儿子不愿意我们离婚。"一说起儿子，艳丽开始眼圈发红，啜泣起来。

周老师："你说起儿子的时候比较有感觉，说到先生好像没什么感觉。"又问艳丽，"你的儿子多大了？"

艳丽："二十二岁。"

周老师："有女朋友吗？"

艳丽："他有女朋友了。儿子说他的女朋友像我一样善良。我不想他找和我一样的女人。"然后又说，"我想起来，我先生说过一句话，他说我们的事情和那个女人无关，是因为我们全家人都不喜欢他。"

第二步"承"：选择代表，探索动力，询问历史，揭露真相。

周老师："现在找出三个人偶，代表你自己、儿子、先生，凭你的感觉排出他们的位置，越仔细越精确越好，注意面对的方向、距离的远近。"艳丽非常仔细认真地排出了他们一家三口的位置。先生在左边，面朝前。自己在右边距离先生很远的地方，也面朝前。儿子在爸爸、妈妈的中间，比较靠近妈妈的位置，也是面朝前（图 6-17）。

周老师："你和先生只有这一个孩子吗？"

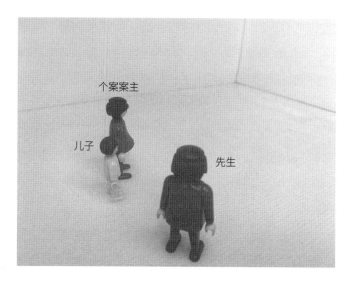

图 6-17　初始排列画面

艳丽："在儿子之前，有两个被堕胎的孩子；在儿子之后，又有三个被堕胎的孩子。"

周老师："找出五个被堕胎的孩子，排出他们的位置。"艳丽找出五个人偶代表被堕胎的孩子，开始忍不住哭泣，用手抚摸着一个个孩子。

周老师："让他们坐下来。"艳丽抽泣着，用颤抖的手让孩子们一个一个坐下来，全部坐在自己代表的前面，围成半圆，围绕着自己的代表（图 6-18），然后泣不成声。

周老师："看来这个事情是你独自面对。你先生呢？你和先生聊过被堕胎孩子的事情吗？"

艳丽："我跟他说过，想要去寺院超度，为孩子做善事。他很少表达，总是顺从我。"

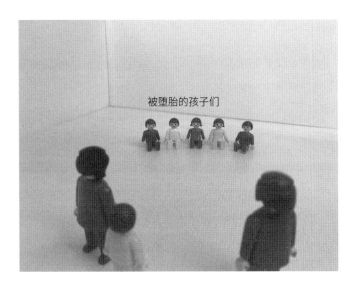

图 6-18　排出被堕胎的孩子们

周老师："对于堕胎的事，如果你没有和先生聊聊感受，只是做表面的仪式，只会让你个人安心。夫妻并没有共同面对这个事情，没有交流心里的感受，夫妻关系绝对就疏远了，然后就有可能发生外遇。因为每一次堕胎就会切断一次关系，你们已经切断五次了。"

艳丽："我先生总是听不进去，只是顺从我做仪式，不用心。他说他的心回不来了。"

周老师："他有他的状况，他在做他的努力，但觉得别人不了解他，他需要别人更去了解他、理解他、感受他。"

艳丽："有一天，他说要和我办离婚手续，我不同意。因为他告诉我他外遇的事已经有人在传了，会影响到他的事业，他可能觉得如果和我离婚，就可以告一段落。他说要我放了他，否则他对我的好印象就都没有了。我告诉他，你是在情绪中，一切都会过去。如果他不是在情绪中，他真要离婚，我也会签字。"

周老师感受了一下先生的代表，然后说："你的先生好像被困住了，无法动弹。当我们没有面对，就会有诱惑、外遇的发生。他也知道外遇对他没有好的作用，对他的事业没有好的影响。你要去了解他内心的感受。从现在开始，你要知道他的内在有很多的压抑、很大的压力，他自己僵在那里，逃避这一切，就被其他的事情困住了。这是一个过程，想要过这个坎，就要和他交流感受，要问他的感觉、他的感受。"

艳丽哭着说："我告诉他一切都会过去。他说你放心，我没有牢狱之灾，你照顾好自己和孩子就好。"

周老师："你这么去面对、表达出情绪，是很好的。但接下来，你不要困在这里面，好吗？你接下来的方向是转向先生，和他多聊聊他的感受，在适当的时机再交流关于被堕胎孩子的感受。"

第三步"转"：寻找解决之道，表达情感，回归序位的爱。

接着周老师把艳丽的代表转向先生的代表，问艳丽："我这样做，你有什么感受？"并让儿子的代表也转身，面对爸爸的代表。

艳丽："我儿子说他恨他爸爸不仗义，分不清轻重。我儿子太懂事了。"

周老师："你转身面对先生，也有一部分是因为你的儿子，你爱你的儿子。你看你的儿子都站在你的前面面对爸爸了，但你要自己面对。"

艳丽："我儿子有一次说他要打他爸爸，为我出气。"

周老师引导艳丽："进入你的人偶角色，看着儿子的人偶代表，叫他的名字，告诉儿子：'谢谢你想帮妈妈，谢谢你安慰了我。我曾经很依赖你，我把注意力都放在你身上了，因为我自己逃避面对我和你爸爸的事情。现在我自己来面对，你不应该打你的爸爸。'"艳丽跟着说了。然后，周老师把孩子的代表往旁边移动了一点点，让艳丽来面对先生。

周老师对艳丽说："你儿子很爱你。这一步很重要，你要自己走出来，让你的儿子离开，回到属于自己的位置，你要自己来面对。如果你不往先生那里走，儿子就会陪你一辈子。"艳丽哭着将自己的代表向前移动了一些后就动不了了，开始无力地哭泣。

周老师："你儿子已经二十二岁了，他有自己的人生，无法永远保护你。否则，他就会找一个像你一样的女朋友，而他的女朋友一辈子只能在一边观望。你还是可以像妈妈一样爱他，不用和他分开，但要让他回到儿子的位置。"

艳丽对儿子说："儿子，你不要管我们，你不要生你爸爸的气了。妈妈会坚强地去面对，我会好好和你的爸爸说，这是我们的事。"

周老师："重点不是要他'不要'做什么，而是你'要'做什么。这样孩子就会回归自己的位置、有力量。再一次，真正用心地让孩子感受到。"

艳丽再用心地说："儿子，妈妈自己会坚强地去面对，我会好好和你的爸爸谈，这是我们的事。"

周老师触摸先生的代表，感受了一下后说："我觉得先生现在可以转身面对你了。"

艳丽："我对他很生气。"

周老师："是的，当然。他对他自己也很生气。他父母家怎么样？"

艳丽："他父母都去世得早，六十多岁就一一去世了。"

周老师在先生代表的背后排出他的父母、祖父母、外祖父母的代表（图 6-19）。

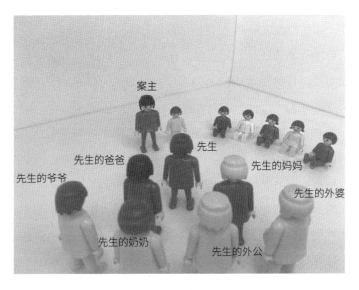

图 6-19 加入先生的父母、祖父母、外祖父母

周老师："把他的家人加进来，你好像就愿意接近他了。"

艳丽："是的，他的家人人都很好。"

第四步"合"：扣回主题，内化过程，回家之后，行动建议。

周老师："当我把他的家人加进来，他就有力量来源了。你也有力量源泉，可以透过你帮到他。"周老师移动艳丽的人偶靠近先生一些。

周老师："先生这个家族是你力量的来源，也是你儿子力量的来源。"

周老师把儿子代表也移动过来一些，并引导艳丽说："来，扶住你自己，看着先生的爸妈，看着他的家族，说：'爸妈，爷爷奶奶，外公外婆，我是你们家的媳妇。我的先生，也就是你们的儿子、孙子有些状况，我会站在我的位置支持他，也请你们支持我，我们一起帮他渡过难关。'这段话多说几次。"

艳丽重复说了几次后，她对先生的代表说道："我会陪你一起渡过难关，你的所有长辈都会陪你渡过难关，你的儿子也会陪你一起渡过难关。"

周老师："试着靠近先生。对他说：'我会和你一起，照顾好爸妈。'"

艳丽依言照说："我会和你一起，照顾好爸妈。"

周老师看着艳丽，谨慎地告诉她："回去之后，你不要和先生正面冲突，他会抗拒这些保护。他压抑的情绪太多，有时候会失控，你要慢慢从侧面去和他建立关系。他的家族是你的力量来源，多和他的家人联络，透过你和他的家人一起转变他。"

周老师又感知了一下儿子的代表，说："你的儿子也愿意去看他爸爸了。你和他们家的哪位亲戚关系比较好？"

艳丽："他的弟弟、弟媳，还有一个姑姑。"

周老师在艳丽旁边加入这些代表人偶，让艳丽向他们说话（图 6–20），要她对他们说："谢谢你们一直惦记我，我会好好地渡过这个难关。"她转头对周老师说道："特别是这位姑姑，她对我很好，在我先生的外遇事件上给了我很多支持。"

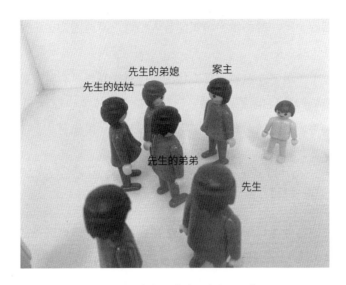

图 6-20 加入先生的弟弟、弟媳，还有姑姑

周老师："这是你力量的源泉，你不要给先生压力，要侧面去支持他。这个姑姑很关键。现在你找到方向了，找到你力量的源泉了。你们要从这件事里好好学习怎么面对，然后这一切就会过去的。"

艳丽："是的，我以前没有好好发挥自己的力量，我现在知道该怎么做了。"

周老师："透过这个画面，你看得很清晰了。最重要的是你的先生不再被困住了，他活过来了。"

【个案追踪】

艳丽按照周老师给她的启发，朝着这个方向用心去做。同时周老师也建议艳丽，针对她自己个人的情况要另做个案排列，因为她从小就跟妈妈分开了，所以艳丽跟周老师做了一个与母亲重新联结的个案，帮助她学习如何与人相处，不再因为害怕分离而先把身边的人推开。

过了一年多，艳丽的身心状况变得越来越好，有时候她也会去做志工。她说她跟先生关系比较和谐了，先生也稳定下来了，并且和平地与外遇对象分手了，这也算是为一段缘分画上了圆满的句号。

【案例解析】

艳丽刚开始说到要不要和先生离婚的事情，排列师不要给离或不离的建议，否则我们就担负起她的责任，而是要让她自己担负起责任。排列师也不要试图解决她先生的外遇问题和财务问题，这是需要他们自己去面对解决的，我们只能够站在支持的立场，提供一个较好的方向。我们要知道排列师的位置在哪里，排列师只是让她找到力量、找到方向。这是第一个要点：排列师的心态问题。

第二个要点，刚开始排列时，夫妻位置很远，排列师要想为什么。再来，夫妻看向同一个方向，排列师也要想为什么。然后，我搜集信息，得到有五个堕胎的孩子的信息。接着测试，加入五个孩子代表，案主产生了很大的情绪。这里面还有一个很重要的信息，就是五个孩子都是朝向她。所以知道这个动力就是：都是她自己在面对堕胎孩子，而先生并没有面对。案主说堕胎孩子这件事她并没有和先生交流感受，只是为孩子们做了一些仪式，这是没有用的。然后我去感受、触碰，核对先生的状态，我感受到先生是僵住、困住、无法动弹的。所以我才会说先生有他自己的问题。不过因为先生没有来，我们不是透过这个个案来改变先生，而是要帮助太太知道回去需要如何做。

接下来了解夫妻互动，案主谈到儿子有些状况，说要打爸爸。这是第三个动力：孩子介入父母冲突。我就让案主自己去面对，但是感觉力量不大，因为对于如何靠近先生，她不知道要怎么做。这个部分我推测她可能跟她母亲的联结有中断的情况，所以建议她另外做个案排列，重新跟母亲联结。但在这个个案中，我想帮助她提升力量，让她回去有一个比较实际的努力方向。于是我用系统观把先生家族中的亲人加进来，爸爸妈妈、爷爷奶奶、外公外婆。感知到先生多了一些力量，但还是有些僵。我可以感知艳丽的代表想要看先生，但先生有些僵，所以我又询问艳丽和先生家里哪些人关系比较好，得出姑姑的信息。加入姑姑后，先生好像活过来一样，艳丽自己对姑姑鞠躬感谢，知道回去要和姑姑多联结，陪先生一起面对困境。

这样一边做排列，一边核对感受，每次感知后要和案主核对。一是找到问题的动力，二是找到支持力量的源泉。这样案主就会有清晰可执行的方向。

案例5 我很害怕我孩子的愤怒情绪

王燕来自杭州，是个温婉美丽、很有气质的三十多岁的女士，因为孩子问题满面愁容。

【排列操作】

第一步"起"：建立关系，厘清问题，收集信息，达成共识。

周老师："什么议题？"

王燕："和儿子的关系问题。我的儿子读小学一年级，动不动就发脾气，在他发脾气时，我感到很害怕。"

周老师："有什么特别的状况？"

王燕："比如，他上学迟到了就怪我；他要我到他床边看他穿衣服，我先生不让我去，说孩子大了，要让他自己搞定，儿子就生气了，打我，还拿东西砸我。"

周老师："小孩需要照顾好自己的情绪。孩子打你时，你什么反应？"

王燕："我觉得很失败、很痛苦，没有把孩子教育好。"

周老师："小孩有一个成长的过程。如果从某个角度来说，他有这个反应，比较好的一面是什么？"

王燕想了想，说道："是不是他不压抑自己？"又摇摇头，"我也不知道。"

周老师："所有的事情都会带来好的一面、坏的一面。你通常会想到负面，会觉得你自己不好。如果你看到优点、好处，才有可能在这个基础上转向好的方向。如果孩子的优点没有得到肯定，就会压抑。有些太乖的孩子，也许出门被人欺负，抑郁而终。你要学会从不同角度看孩子，打开你的视野，不要钻进死胡同。你现在站起来，换一个角度看看这个屋子，和刚才一样吗？再蹲下来看这个屋子，看到的一样吗？"

王燕："不一样。"

周老师："所以，当我们看到的不一样时，和他们的互动也可以不一样。你爱你的孩子，想让他的情绪好，怎么样去帮助他控制好他的情绪？不要放纵，也不要压抑。他用这种方式表达，是想让你看到什么？然后再教他用成熟的方式来表达。"周老师又问王燕："如果你想要一样东西，你会怎么去表达？"

王燕："我会直接表达。我儿子不会直接表达。如果我不懂他的意思，他就会生气。"

周老师："你已经长大了，可是孩子还小，还没有学会直接表达。"

王燕："我小时候的很多事情都不记得了，好像没有什么记忆。前几天，我还和妈妈聊起小时候的事情。"

周老师："你妈妈说了什么？"

王燕："妈妈说我小时候脾气很不好。"

周老师："这就对了，孩子像你。"

第二步"承"：选择代表，探索动力，询问历史，揭露真相。

周老师对王燕说："找出自己和儿子的人偶代表，给每人一个位置，然后再找出小时候的自己，排出位置。"王燕把红色人偶作为现在的自己的代表，排在最前面；身后的黄色人偶则是儿子的代表；身旁远一些的红色人偶是小时候的自己的代表（图6-21）。过了一会儿，她又把小时候的自己和儿子换了位置（图6-22）。

周老师："很特别。刚才是儿子在这个位置，现在你把小时候的自己排在这个位置上。这个隐藏的信息告诉我什么呢？儿子的状态就是你小时候的自己的状态。如果你接受小时候的自己，就会看到儿子、接受儿子，你会看到儿子的优点。小时候，爸妈没有让你自由表达情绪，所以有些事情你就不想记起，把它们忘了。"王燕若有所思地点点头。

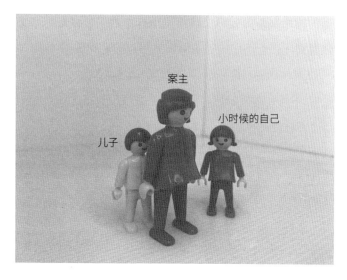

图 6-21　初始排列画面

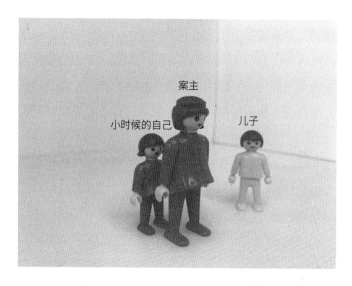

图 6-22　把小时候的自己和儿子换了位置

周老师："再排出爸爸妈妈的代表。"王燕选出爸爸妈妈的代表，放在长大的自己的前面（图6–23）。

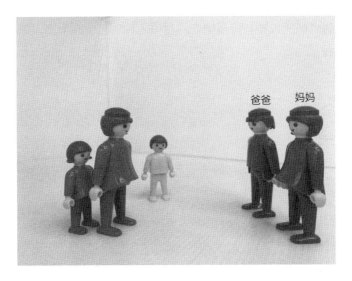

图 6–23　加入爸爸和妈妈

周老师对王燕说："现在你长大了，你看到小时候的你不敢表达的那一部分。小时候的你一定是个活泼的、有很多优点的小女孩。"王燕被理解了，情绪开始有些激动，身体有些颤抖。

周老师："现在，轻轻触碰你小时候的人偶，就好像变成小时候的你，进入小时候的你的身体里，先躲在长大的自己的后面，再慢慢出来。"王燕轻轻触碰移动人偶，小时候的记忆感受就被唤起，开始对着爸妈喊："爸、妈，你们太没用，我们总是被人欺负，你们都不吭声。"

周老师："谁常被欺负？"

王燕："我常被欺负，村里人也欺负我的家人。他们太过分了，我爸妈常被他们欺负，他们还会打我。"王燕哭着说，越说越痛苦。对着爸爸喊："爸，为什么？我好害怕！"

周老师加入欺负王燕家人的村里人代表，放在全家人的另一边（图6-24）。

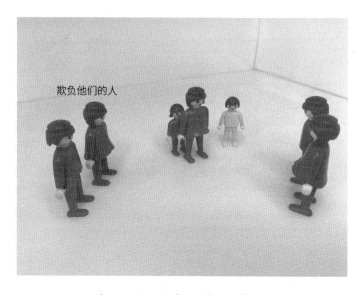

欺负他们的人

图6-24　加入欺负王燕家人的村里人

第三步"转"：寻找解决之道，表达情感，回归序位的爱。

周老师引导王燕，她颤抖地说："小时候的我很害怕，不知道怎么办。我不想记住这一切！爸、妈，谢谢你们活下来，也让我活下来。也许压抑自己，忍耐自己，可以让我们活下来。可是我不想这样！小时候的我并不想这样。"

周老师对王燕说："好，深呼吸一口气回到当下。"王燕深呼吸一口气，平静了些。

周老师问王燕："你现在几岁了？"

王燕说："我三十四岁了。"

周老师："好，现在，你扶住三十四岁长大后的你的人偶，轻轻扶住她的肩膀，进入三十四岁的你的身体，看到以前欺负你家人的人。"

王燕说："他们人很多。"于是周老师又加入几个代表（图6–25）。对王燕说："小时候的你很害怕。但现在你长大了，如果你要把当时你心里的感受说出来的话，你会怎么说？"

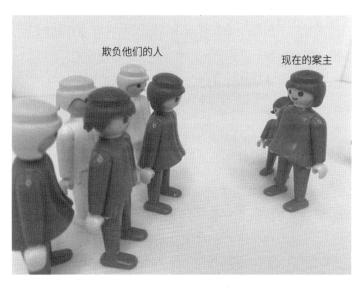

图6–25 加入更多欺负王燕家人的人

王燕看着村里人代表中的一个说："他是村书记，家里有值钱的东西都要给他。我曾做梦要杀了他。"

　　周老师："好，现在我们要让这些压抑的情绪流动。"

　　周老师引导王燕对村书记说："我恨你！我以前很恨你！"王燕跟着说，然后记忆的闸门打开了，情绪开始流动了，她自己接着说："你欺负我们家，你们一家都欺负我们家，有次还把我鼻子打出血了。你太过分了！你一个大人竟然打我！太过分了，你真的很过分。"

　　周老师："再大声说，你很过分！你太过分了！"

　　王燕大叫："你很过分！你太过分了！你不是人，你禽兽不如！"

　　周老师："很好，你觉得相比小时候的你，你现在有什么变化？"

　　王燕说："我不想让她站在这里，我想打人。"

　　周老师找了块垫子放在椅子上，对王燕说："现在回到小时候的感觉，用力打垫子。"

　　王燕喊着："打死你，打死你们，我不知道该怎么办？"她用力地捶打垫子，一边打一边哭。

　　周老师："现在我代表你的爸妈。"周老师找了一块毯子搭在自己的肩膀到腰间，慢慢靠近王燕，抱住王燕的头。爸妈说："小燕，我们也不知道该怎么办。我们知道你害怕，爸妈也被吓到了，我们只能保护自己，要不然会更糟糕。我们被吓到了，我们知道你也被吓到了。现在没事了，小燕，不要害怕了，我们躲过他们了。"王燕抱住爸妈，情绪慢慢平静下来，停止了哭泣。

　　爸妈继续说："对不起，我们因为害怕把情绪发泄到你身上了。谢谢你帮我们出气，现在你没事了，我们都活下来了。我们活下来比什么都重要。谢谢你活下来，谢谢你长大了。只要你能活下来，爸妈再大的委屈都能忍受。"王燕和爸妈抱着流泪，感受那份温暖，持续了一段时间。接下来，周老师回到排列师的声音，对王燕说："现在，深呼吸，感受你的爸妈抱着你，安全地深呼吸，吸到你的心里，继续长大，长大，长大，长到你三十四岁了……"

过了一阵子，王燕情绪平静下来，回到现在的年龄。然后，周老师脱离王燕的爸妈代表，回到自己的座位上，对王燕说："看着你的人偶代表，带着小时候的自己去你爸妈怀里，就像刚才一样。"

王燕忽然想起一段记忆："我想起小时候，妈妈怀第三个妹妹时，为了逃避计划生育站的工作人员，到山上躲起来。后来有很多人来我们家，很粗暴地逼问我妈妈去哪里了。结果他们找到了我妈妈，把她带到计划生育站，而她那时已经怀胎八个月了，妹妹才可以活下来，被幸运地生下来。"

周老师找了一个人偶代表妹妹，放到排列场中，对王燕说："这些人有他们自己的命运，他们也会付出代价。"

周老师引导王燕对他们说："现在我长大了。我知道你们也是不得已的。你们做错了一些事，你们有你们的问题，你们也在执行命令。我祝福你们内心平安，毕竟做这事情，你们一定也很难过。"王燕跟着说完这些，深呼出一大口气。

周老师："这'深呼出一大口气'是个信号，表示内在的创伤得到一些释放了。"接着说，"现在，你把小时候的小燕留在爸妈身边，靠在爸妈身边，你妹妹也长大了，给你和妹妹一个舒服的位置。"王燕把代表小时候的自己和妹妹的人偶放在爸妈的身后（图 6-26）。

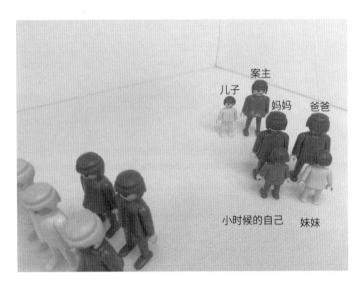

图 6-26　案主把小时候的自己和妹妹放在爸妈的身后

　　王燕对妹妹说:"妹妹,你活下来我们都很开心。如果我被欺负,能换来你活下来,我也愿意。我知道换成你,你也同样会帮我。"王燕很温暖地表达。

　　第四步"合":扣回主题,内化过程,回家之后,行动建议。

　　周老师:"接下来,你来看看儿子。"周老师摸着儿子代表说:"看来你儿子很爱你,很黏你。"

　　王燕:"是的。"

　　周老师引导王燕对儿子说:"儿子,我知道你很爱妈妈,谢谢你为我们承担过去家族系统里的一些情绪。现在妈妈已经可以自己面对了,你不需要再为我们承担了。谢谢你。"王燕一边拿着自己的人偶代表对着儿子的代表说:"妈妈现在学会表达自己,我知道你也可以做到。"她温柔地说:"我知道有时候你想要妈妈帮你,但妈妈不喜欢你用很大的声音、发脾气的方式来让我帮忙。如果你需要我帮忙，可以直接说出你的需求。"

周老师："对儿子的要求可以说得具体一些，比如说你的音量小一些、柔和一些。而你要用较有威严的方式来说，像个妈妈一样，严厉一点，让孩子知道有清晰的界限和规矩。"

王燕慢慢找到妈妈这个位置说话严厉的感觉，带有威严地说："儿子，你以后对妈妈说话，要态度好一些，要声音小一些，有礼貌一些。"

周老师："很好，有妈妈的分量了。孩子需要学习。如果不教他，他会不知道怎么做。深呼吸，这一会儿感觉怎样？"

王燕说："感觉放松多了，更清晰一些了。"

【个案追踪】

王燕持续不断地成长，并且有很大的进步。一年之后，一个偶然的机会，她来参加我的公益活动，并且把全家都带来参加。我们看到了她的儿子。王燕说她现在更有自信跟儿子互动，而她的儿子也长大了，态度跟情绪变得更成熟了。她觉得自己像倒吃甘蔗一样，越来越感受到幸福的喜悦。

【案例解析】

在做一对一系统排列的时候，案主所做的一些细微移动都要仔细观察，往往很重要的信息都会从中透露出来。就像上述的个案，第一个关键信息就是：案主刚开始排现在的自己、小时候的自己和儿子的位置，后来又调整了不同的位置，把小时候的自己排在孩子的位置。所以，她看到孩子就好像看到小时候的自己，她的内在状态投射到了儿子身上，也就是那些被压抑的部分。

第二个关键信息：当我说到"小时候的你一定有很多优点，爸妈他们没有看到"时，案主情绪开始有些激动。其实，她也同样无法看到自己孩子的优点。心理学上所谓的"重新框视"（reframing），指我们可以用不同的视角去看发生的事。如何办到呢？在这个个案中，她被小时候的创伤事件阻碍了。处理的方式是：我让她在安全的状态下发泄情绪，感受小时候的情绪，让情绪在安全的环境中流动，从身体接触让她感受到是安全的。这就是为什么我要代表爸妈去拥抱她，因为她的身体有小时候的创伤记忆，要透过重现在身体上的创伤去疗愈它。

需要留意的一点是，当你要做这样的身体工作时，旁边就要有助理出席，以保护你和案主的安全；同时要用垫子或厚毛巾放在胸前身上，以避免误会。

另一个部分是对妹妹。因为计划生育，妈妈得将妹妹堕胎掉，幸而最终生下妹妹。这件事虽然也是一件可怕的事，但要帮助她从这个情绪里走出来，看到这不幸中的大幸，要让她看到正面的力量。激发正面力量，把沙砾变成黄金，转化变成更坚强的力量。

接下来的工作是对小孩的部分，要点是回到现在，帮助案主站回母亲的序位，以一个长辈的力量来教导孩子。最后在"合"的时候，要扣回主题，让案主看到儿子的莫名情绪是有意义的。由于儿子的问题让她有机会面对心里的创伤以及家族共同的创伤，并且疗愈这个未竟之事，原本的困扰就能转化成正面的力量。如果时间充足，还可以对孩子说："妈妈发现了你一个很好的优点，就是能够把自己的需要表达出来，妈妈小时候都不敢表达。妈妈看到你勇敢表达自己，特别棒，但是要把声音放小一些。""合"的部分，一定要联系当下情况，它是现实生活的建议和指导。

案例6　为什么心脑不合一？没有办法真正快乐？

雅文从台南来，她工作尽心尽力，老板交办的事情总能努力达成。但私底下的她很容易多愁善感，心中总感觉有莫名的忧伤，觉得自己虽然各方面关系看起来都不错，但不知道为什么没有办法真正快乐。

【排列操作】

第一步"起"：建立关系，厘清问题，收集信息，达成共识。

周老师："什么议题？"

雅文："我发觉自己的心脑不能合一。头脑想的是一回事，一直想把事情做好，可是心中想的是另一回事，总是感觉自己心里很不舒服，情绪很大，常觉得压抑，好像没有办法真正快乐。"

第二步"承"：选择代表，探索动力，询问历史，揭露真相。

周老师："我们来看看你的心怎么了？"周老师让雅文选择代表自己以及自己的脑、自己的心的三个人偶。雅文选了一个男性小人偶代表自己的头脑，又选了一个男性小人偶代表自己的心，中间则是自己的代表（图6-27）。

周老师："我们要了解你兄弟姐妹的状况。"了解到她有一个哥哥。周老师问："你们家会比较疼哥哥吗？"

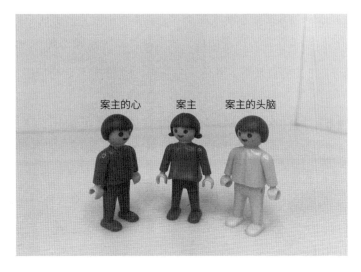

图 6–27　排出自己、自己的心、自己的头脑

雅文："妈妈会。"

周老师："有一点重男轻女的感觉。你选一个人偶代表妈妈。"雅文选了一个妈妈代表，把妈妈排在自己的心的侧前方。

周老师："你再选一个哥哥的人偶代表。"雅文不自觉地笑着捶了一下自己的腿。此时，周老师对旁边正在接受排列师培训的学员们说："要注意观察她的动作。"雅文排出哥哥的人偶代表，放在了原来自己的心的位置，紧挨着妈妈。并且让自己的心退后一些（图 6–28）。

周老师："你的哥哥取代了你的心的位置，挤到你和妈妈中间，你的心有些生气了。"雅文一排出位置，我们很快就看出她的家庭状况了。周老师对雅文说："你很渴望妈妈看到你。所以你对哥哥也有一些生气。是吗？"

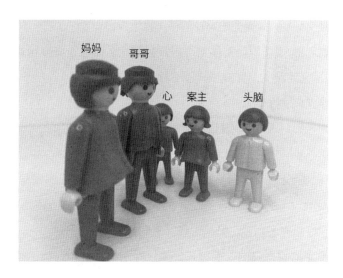

图 6–28　排出哥哥并放在了自己的心的位置，紧挨着妈妈

雅文："嗯，但是哥哥也挺疼我的。"

周老师："是的，可是你的人偶更看向妈妈。你希望妈妈更看到你。"周老师感觉一下妈妈，然后对雅文说："其实妈妈在找你，也想看到你，是你自己把自己藏在后面了。你小时候是不是常把自己躲起来让妈妈找？"雅文点点头。

周老师又问："如果你希望妈妈看到你，你会怎么做？"雅文把自己的心的代表移过去一些，能够看到妈妈。

周老师："很好。"周老师让雅文摸摸代表自己的人偶，感受一下自己是什么感觉。

雅文："有些害羞。"

周老师问："你觉得妈妈会是什么反应？妈妈会想转过来看你吗？"

雅文："会。"她把妈妈往前移，靠近自己。

周老师："哥哥呢？你觉得哥哥会是什么反应？好像哥哥也会看你。"又问雅文，"你差哥哥几岁？"

雅文："两岁。"

周老师："哥哥也会照顾你，是吧？"雅文点点头。

第三步"转"：寻找解决之道，表达情感，回归序位的爱。

周老师让雅文看向妈妈，对雅文说："你会很开心妈妈看到你。你的头脑说 yes，太好了。现在试着摸自己的心，对妈妈说：'妈妈，我好想你看到我。妈妈，我好想你看到我。'"

雅文推着自己的人偶靠近妈妈，在周老师的引导下，带着哽咽与情绪，很渴望地对妈妈说："妈妈，请看看我，请接受我是一个女生，请接受我本来的样子，让我不用跟哥哥比较。请接受我是你的女儿，我不用当儿子，你也一样爱我。有时候，我会把自己藏起来，因为我怕自己表现得不够好，不被喜欢，除非我表现得像哥哥、像男生，你们才会喜欢我。所以，我把真正的自己藏起来，做符合你们要求的事情。妈妈，请接受我本来的样子。"雅文说着说着，情绪激动起来，让人偶抱住妈妈（图 6-29）。

周老师拿了一条毯子放在胸前，站到雅文本人的身边说："我现在代表你妈妈，你可以靠在妈妈的身上，就像你的妈妈在你身边一样。"雅文把头靠在妈妈身上，坐着抱住妈妈，开始像孩子般啜泣起来。

妈妈对雅文说："我忽略你了，雅文。"她抱住雅文的头继续说："我忽略你了。请你做你自己，你可以做你自己。就算你做你自己，妈妈也一样爱你。只要你开心，妈妈也会开心。因为妈妈

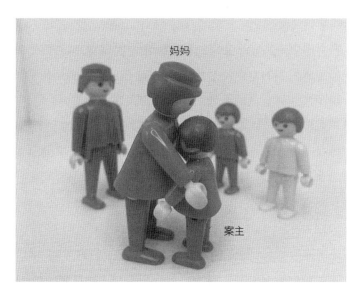

图 6-29　案主情绪激动地抱住妈妈

不只爱哥哥，妈妈也爱你。你不用像男生，妈妈也爱你。你不用躲起来，妈妈想要看到真正的你。如果你做你自己，可以开心地活，妈妈会很高兴。请你做你自己。"

雅文在妈妈的怀抱里感动地大声哭泣。她的哭泣不只代表她个人，因为她的妈妈跟哥哥是爱她的、对她是好的，在这哭泣背后有着集体系统里女性因重男轻女而被忽略、不受到关注的一种深层感受，透过她流动出来了。所以这是一种无意识的集体感受。案主自己说不出来，但在生活里莫名地感受到的这些情绪，现在透过她流动出来了。当一个人被全然接受时，那是多么深层的一种喜悦；当一个人能够全然地接受自己时，快乐才能够真正地升起。这个过程往往会先透过妈妈身上学到，所以妈妈对我们生命的影响是非常大的。

雅文抱住妈妈好一会儿，周老师说："就这样，好吗？"然后周老师脱离妈妈的角色。对雅文说："现在你一定有话想对妈妈说，用手扶住你自己的人偶，对妈妈的人偶说你想说的话。"雅文终于敢说出自己心中埋藏许久的话："妈妈，你总是关心哥哥。我记得有一次，我肚子不舒服，妈妈和哥哥坐在客厅里面，好像没有觉察到，我哭了。我给妈妈写卡片，说她比较疼哥哥。不过也能感觉到，我有什么要求，妈妈也是尽量满足我，也是很疼我的。"

周老师："妈妈的确有时候忽略你了。不过妈妈是爱你的，也许她不能给你更多的爱，但妈妈已经把她当下能给你的给你了。哥哥也对你好，每一个排行顺序都有不一样的情况，也许你不是老大、不是男生，没有得到更多的关注，但你得到了自由，你也少承担了一些责任。不要比较，妈妈是爱你的，哥哥也是爱你的。"（图 6-30）

雅文释然地笑了。在这一刻，她感受到了其实她并不缺少爱，妈妈和哥哥都是爱她的，只是她以前活在自己的期待和比较中，没有意识到而已。

第四步"合"：扣回主题，内化过程，回家之后，行动建议。

个案的最后，周老师嘱咐雅文说："只有一个人能够全然地接受自己时，才能够真正地快乐。你如果想太多就会心情不好，你好像有两面：在心情好时，就会正面积极；心情不好时，就会陷入负面消极的情绪里。但是，不要长时间待在那种情绪里。生命有春夏秋冬，不要总是活在秋天，活在秋天太久就变成冬天了。

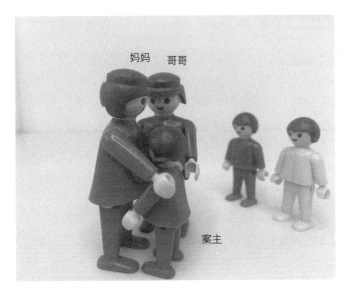

妈妈　哥哥

案主

图 6-30　妈妈和哥哥一起抱着案主

我们的人生不用依靠别人给我们多少，才能做我们自己。你的人生要透过自己活出多少来决定你人生的价值。你能活出多少就活出多少，这些都是自己的。不要总是活在需要被人肯定、靠别人给予之下，那样你就被人的评判束缚住了。你需要自信地活出你自己。能活出多少，自己就展现多少，你有自己的才华和特长。如果你困在秋天里也没有关系，接受人生总有秋天，但不要长久待在秋天里，因为时间太长会削弱你自己，让你自己没有力量。秋天时，你就让自己做些事情，你有一颗很好的头脑，让它帮助你的心，你就可以从孩子的感受里走出来了。你不要觉得世界不公平，自己很悲惨、不被爱。每一个兄弟姐妹排行不同都有不一样的压力和命运，人生也会有所差异。但记得妈妈是爱你的，你能活出自己才是你对妈妈最好的回报。"雅文微笑点头。

【个案追踪】

半年之后听到雅文的消息，她辞去原本的工作，找到一份她喜爱的工作。在这份工作里，能将她天生的特质能力发挥出来。她也开始热心参与许多公益活动，担任志工，服务其他人。从她自信的笑容里，我们看到她开始接受了自己，让人感受到一份成长的喜悦。

【案例解析】

（1）系统排列除了排出我们外在的系统，比如事业系统、家庭系统外，我将它发展出也可以排列我们内在的系统，包括头脑、心、身体等。一个人内在的系统往往会反映出其跟外在的关系。外在往往是一个人内在的延续。和外在关系的好坏，也会影响一个人内在状态的形成，两者是互通的。从上述个案我们看到，案主的心纠结在重男轻女的家庭动力里面，这样的动力也影响了她的心跟她的头脑所想要的，所以两者常常打架。她没有找到一个好的方式面对系统动力，也因此产生了莫名的忧伤以及心脑的不和谐。透过内在系统排列，我们可以把内在的情况用可视化的方式呈现出来，让我们自己可以看到自己的内心状态，也看到自己跟外在的关系需要怎样调整。当这份觉悟产生时，我们的内在将会变得更加清明，进而降低了无意识的情绪困扰。因此，在这个个案中，我们是从内在系统和外在系统一起支持她，帮助她整合自己的心与脑以重新面对外在的关系。

（2）关于重男轻女的议题，如果案主落入对父母的抱怨或者对这个观念的批判，并把焦点一直放在自己"没有得到的"东西上，她就会一直觉得不公平，认为自己没有被公平对待。这时候案主很容易就会陷入无力感之中，助人者也会跟着觉得无力。但如果我们可以帮助案主看到自己"已经得到的东西"，跳出"比较"的心情，找到属于自己独特的力量，这时候案主反而可以学会在这样的现实环境下，怎么让自己独特的力量更好地发挥出来。我用这样的方式辅导了许多案主，她们所实现的人生往往更加精彩。

案例 7　为什么女儿总是抗拒我，批判我？

丹是从马来西亚来上课，她六十岁，知性、优雅，可是眉宇间常常有淡淡的愁云。

【排列操作】

第一步"起"：建立关系，厘清问题，收集信息，达成共识。

周老师："什么议题？"

丹："我和女儿有冲突，她比较尖锐，总是批判我。"

周老师："女儿现在具体是什么情况？"

丹："我的女儿四十岁了，四年前罹患淋巴癌，经过化疗后，现在癌症指数归零了。另外，我先生也是淋巴癌。"

周老师："你什么时候开始发现你女儿这样对你？"

丹："我是慢慢发现的，她总是与我对立。"

周老师："能说说有什么具体的事情吗？"

丹："都是些生活中的琐事。比如，我和先生有次约好要一起回诊，但看护陪着我先生先到了医院，我没有告诉看护要等我到了再一起报到，因为我觉得看护应该知道。但是一叫号，看护就带我先生进入诊间。所以等我到了医院时，主任医师已经看完了，我没能和主任医师说到话。当我说起这件事情，埋怨看护时，我女儿就说是我自己没有安排好，不能怪别人。我觉得女儿是在挑我的问题。"

周老师："你跟你先生，应该也是有一些冲突。"

丹："我和先生已经分居二十八年了，刚开始是在女儿十二岁的时候。"

周老师："在女儿十二岁时，你们就分居了，孩子是由谁带呢？"

丹："我先生。"

周老师："那你觉得你离开了，孩子们会怎么想？"

丹："我觉得他们都不需要我。"

周老师："你的孩子长时间累积了一些情绪，遇到一个点就会爆发愤怒。"

丹："我的大儿子、小儿子也对我有愤怒。后来，我和他们沟通，我多承担，现在大儿子和我关系就比较好了。"

周老师："你和女儿有好好地沟通吗？"

丹："我觉得没有办法和她真正很好地沟通。"

周老师："那是因为有很多情绪在里面。女儿很保护爸爸，是吗？"

丹："我觉得她不愿面对爸爸，但她很爱爸爸。"

周老师："小孩子不愿面对，不表示她没有感觉，她是用不去感受的方式保护自己。她希望妈妈留下来，可是被拒绝了。当一个人的需求被拒绝，她受的伤是很严重的，所以她就不表达自己，这是她保护自己的方式。你女儿现在是大人了，我们要透过这个个案过程，来知道如何和女儿沟通，好吗？"

丹："好。"

第二步"承"：选择代表，探索动力，询问历史，揭露真相。

周老师："找出你自己、你先生、你女儿的代表。"丹找了一个绿色人偶代表先生，红色人偶代表女儿，白色人偶代表自己。然后把先生、女儿、自己排成三角形站立（图6-31）。

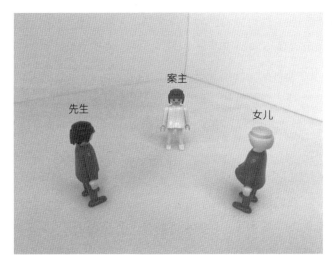

图6-31 初始排列画面：先生、女儿、自己排成三角形站立

周老师："很明显，你的女儿夹在你们中间，到现在还是一样，

只是稍微靠爸爸近一点而已。你是看向你女儿方向的，很明显你是关心女儿的；而你的先生是看向你的，是关心你的。你爱你的女儿，只是她夹在你们中间，她很想离开，因为她没有办法帮你的忙，她就会生气。"

丹："她确实是很会让我生气，每次我们关系缓和，都是因为我相信她是爱我的。"

周老师："她有你的遗传，她讲话太利。有时话会'杀'人，我们要反省自己'杀'了多少人。她压抑了很多情绪，是刀子嘴、豆腐心。你也是一样的。她一直在坚持，没有离开。小时候的她是想离家出走的。"

丹："她是三个孩子中，第一个离开爸爸，接近我的。"

周老师："你可以看出她的冲突是很大的，她背叛爸爸和你见面，你可以体会她的牺牲有多大。她牺牲爸爸的爱，她真的很爱你。"丹开始抑制不住地哭泣。

周老师："你没有错，你们家是个张力很大的家庭，所以每个人的性格都比较强烈，孩子一半遗传你，一半遗传你先生。"顿了顿，周老师接着说，"这是过去那个时代的原因，你先生不是本地人，是外地人，你呢？"

丹："我们是马来西亚华侨。"

周老师："基本上，你们家人都有一个'离开家'的情绪在里面，都有离开的悲伤。"

第三步"转"：寻找解决之道，表达情感，回归序位的爱。

周老师问丹："你想怎么样和女儿沟通？"

丹："我不知道，我觉得没办法和她沟通，我想让她来上课，但她总是不听。"

周老师："她的语言已化作一把刀，她说话就是在亮刀。但还有比说话更厉害的就是不说话。超越语言的沟通方式，你知道该怎么做吗？"

丹："我不说话，只是做；在我的角色里做对的事。"

周老师摇摇头，然后说："现在我当你，你做你女儿，感觉一下，你就能体会到女儿的感受了。"说完之后，周老师握住丹的手，默默地凝视着丹，等丹情绪平静进入状态。就这样过了一会儿后，周老师开口说道："什么是超越语言的沟通和爱？肢体动作、真正看见对方、心的交流、透过拥抱。你是说不过你女儿的，她有你和她爸爸的遗传，是超越你的。但你有一个优势，你天生就被赋予了一个位置，那就是妈妈，你可以包容她，不怕被她伤害；用你的心、用你的爱去涵容她。当你被咬的时候，你不畏惧，你就驯服她了。她知道她伤不了你，她就能感受到你对她的爱。刀光血影很容易，但妈妈的心要一直包容孩子，最后孩子就会放下她的刀。一次两次不要退缩，一定会有反复的情况发生，但是你仍然坚持在那里。这就是教育。"周老师接着问丹，"当我这样握着你的手，看着你的眼睛，你感受到了什么？"

丹："你刚握住我的手，我觉得好笑。因为我女儿和我之间有时候就是这个样子。在这个笑的过程当中，我能感觉到老师的手的温暖和力量，我的心就会定下来，接下来就会想要哭。"

周老师点点头："对，这就是你女儿的感觉，她的心开始定下来了，情感开始流动了。你不要对女儿说话。一说话，她就用头脑的想法回应你。当你女儿有情感流动的时候，你就握住她的手，不要说话。"

接下来几分钟，丹不说话，她在静静地、默默地感受着这份温暖的力量和爱。然后她开始情绪激动地哭泣……周老师抱住了她的头，对她说："你很委屈，你的女儿也有很多委屈，不要继续翻旧账了，那样只会伤害彼此，但是要让情感流动，透过这份爱。"丹哭了一会儿，情绪慢慢平稳，感觉整个人变得柔软下来。

周老师："你女儿最常说的抱怨和攻击不满的话是什么？"

丹："她小时候遇到不喜欢的事时，经常会说'可恶！'"

周老师："你知道淋巴癌是什么？淋巴的作用是身体的免疫系统，淋巴癌是保护系统变成了攻击系统。她是自我攻击，情绪向内缩。刀子本来是向外戳的，但是她只能向内戳，就会得什么病？淋巴癌。如果我们允许她，让她的这份爱流动，多说一些话会好一些、会让爱流动，但光靠'说'比不上她'自我攻击'的几万分之一。这要如何转化呢？就是让攻击转化成一份有爱的流动的方式，不再是那么尖锐，她要体会你是怎么做的，你做到了，她就可以学会。"

周老师指引丹："现在，摸着你自己的人偶，试着去拥抱女儿。"丹让自己的人偶去拥抱女儿（图6-32）。

周老师："很好。一个十二岁的女孩，正在变成一个大女孩。在这个过程中，妈妈对她来说很重要，她需要很多妈妈的支持和拥抱。"过了一会儿，周老师问，"有没有感觉女儿开始软化了？"丹点点头。

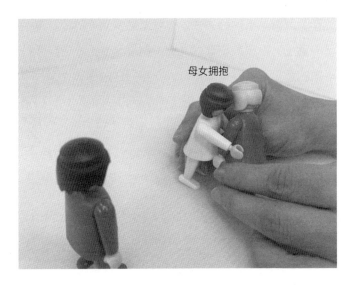

图 6–32　母女拥抱

周老师："先生看到你拥抱女儿，也会很开心的。刚才我都感觉女儿想要倒下去了，可是现在有力量了。女儿和爸爸得一样的病，也是对爸爸的一份爱。"

丹也让女儿伸出手，拥抱自己，然后慢慢靠近先生。一家人和谐温暖地在一起（图 6–33）。她在这个片刻停留了好久好久……周老师小声地对周围受训的排列师们说："这时就是她内在的疗愈画面在运作了。"

第四步"合"：扣回主题，内化过程，回家之后，行动建议。

周老师向丹提出了回家后和女儿沟通的方法："今天你学到了不用说太多的话。太多的话都是解释，解释是永远解释不清的，只会阻碍爱的交流；解释会让你们母女互相伤害。你肯定女儿的感觉、理解她的做法、接受她的感受，承认是自己没有安排好；

不要解释和争辩。用这种方式，她可以感受到你的爱。每个人都有自己的意见，不要争论谁对谁错，结果是最重要的，我们要的是在不同的意见之下，爱依然可以交流。这对你来说是一个很大的突破，你以前太会说话了。这是你存活下来的方式，但是你要更上一层楼，记得无声胜有声。"

丹感激地看着周老师："我今天才学到了不说话的力量。"

周老师："最大的力量是宁静。祝福你，我们就到这里。"

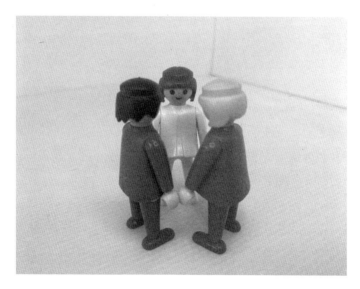

图 6-33　全家人和谐温暖地在一起

【个案追踪】

几个月之后，丹发来了一条信息：

"亲爱的老师，感谢你为我做的个案，现在我和女儿的关系变得更亲近了，我学到了怎么样跟女儿沟通，一有机会就多去牵女儿的手、多抱抱她。我感受到女儿也是爱我的，虽然有时候两个人还是会斗斗嘴，但是已经不会像以前那样让人感到心像刀割一样。我觉得我很幸运，也希望天下和孩子相处有困难的父母都能得到老师的帮助，非常感谢你，祝福你们一切顺利。"

很开心，我们也恭喜她们。

【案例解析】

人偶是工具，排列也是工具，可以让我们看到动力的呈现，但帮助人不只是呈现出动力而已，最重要的是怎么"转化"。一个排列师的功力就在他如何"转"了。而转化的智慧来自我们对人生的深刻领悟、来自我们平静清晰的心灵、来自我们自己对生命的实践、来自对不同人生命状态的理解所生出的慈悲。如果我们让刚才这个案主去对女儿说些其他什么的也可以，但深度就达不到了。所以我们不仅仅在学技巧，同时还在学人生的智慧、人要怎么活。

系统排列工作就像是一群平凡的人在这里相约共同经历人生的许多感动，共同探索人要怎么活可以更成长、成熟，这是这份工作美丽的地方。我们都是平凡人，许多案主都是我们的老师，如果换作是我们活在他们的生命状况里，我们不一定会做得比他们更好，所以我们要向案主学习。这也是我喜欢这个工作的地方，我们可以帮助到人，同时又可以从不同人的生命旅程中学习。这样会让我们的人生越来越扎实、越来越有厚度、越来越有内涵。所以我们要不断地成长，学习生命的活法，不断向前走。

刚才这个案例，案主本身是高级知识分子，她的心不一定很快地就能敞开。我们透过人偶排列就是一个很好的入口，能把她内在的东西展现出来，排列师就有很好的参考信息可以切入，这样她的心就比较能够敞开。整个个案最重要的一个信息是让她看到"爱在哪里"。我问她："你在看谁？你在看女儿，你很爱她。"她就意识到她的爱，心就敞开了。让她也看到先生对她的这份爱，她的感受就不一样了。排列就是用具象化的呈现，把没有意识到的东西具象化展现出来，让她看到先生在意她，看到这份爱。

当案主用人偶排列出他们家的场域时，我感受到这三个人之中：先生想倒下，女儿想退后，她自己想转身；可是他们却都在坚持，就表示在三个人中这样的动力是存在的，只是还没有走到那一步。但动力是可以改变的，最后排完之后，本来要转身的她却开始慢慢向前移动。如果今天没有和解，她就会一直纠结下去，就算离婚也无法全然转过去活出自己的人生。但今天有和解，她回去知道如何能和女儿有好的互动，几次之后，结就打开了，她才可以自在地走她自己的路。也因为这样，她回去后和她的先生也有了和解的机会，先生的免疫系统自然会提升，并会多一份想活下来的力量，疾病的治疗和愈后效果也会变好。

命运是可以改变的。心的状态改变了，即使生病过世走了，也能平安地走。死亡不是生命的终结，最重要的是要学到一些东西。学到了，死亡就不是终结，不再可怕；可怕的是我们没有好好面对人生，我们没有和解，心中还有纠结存在，没有学透这一生为何而来。死亡反而是让我们更好地去面对人生的推力。

在这个排列中，我们加入身体的接触，我也给她示范了回去可以做的方式，她回去之后就知道该如何去做了。从这个案例中，大家现场看到的、学到的，会比我单纯讲给你们听的效果好很多，所以要多在有老师的场域学习，很多信息是要靠现场感受来吸收，你越专注用心，就会学习成长得越好。如果回去不停地在生活里锻炼与反省，就会对人性有更多的理解。

案例 8　如何超越内在的恐惧？我爱上我的师父……

琪羚是个温婉柔美的女人，但是在柔和的外表之下，她知道她的内在有着难以跨越的深深恐惧，她感觉自己被一双看不见的命运之手牵引，不知道自己如何才能让内心和谐圆满。在一次课程里她提出了她的议题，希望我能用人偶排列帮她。

【排列操作】

第一步"起"：建立关系，厘清问题，收集信息，达成共识。

周老师："你的议题是什么？"

琪羚："我感觉到内在有很大的恐惧，有一种很强烈的力量要把我拉走了。我想到了一些事，那是我很难跨越的困难，那就是我的命运。我一直以为这不是在我的家族系统里面，不是我们的学习能够解决的。"

周老师："我们所说的系统不限于家族系统，是整个生命里面所发生的事情都可以工作。公司系统也可以，人际系统也可以，有时候动物也可以，有时候是生命里巧遇的爱人和朋友，这些都是可以的。你想要生命朝向什么样的方向？"

琪羚："我想要内在超越恐惧，得到平静和谐。"

周老师："那么我们就来探索恐惧背后的真相，帮助自己得到平静。"

第二步"承"：选择代表，探索动力，询问历史，揭露真相。

周老师对琪羚说："找出两个人偶代表，一个代表你，一个代表恐惧。"琪羚找出红色人偶代表自己，黄色人偶代表恐惧，两者对立而站，离得比较远（图6–34）。

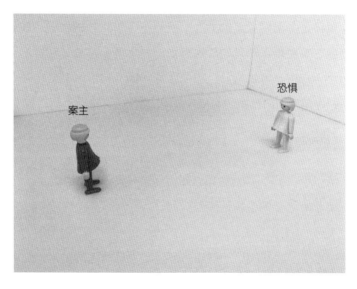

图6–34　案主与恐惧对立而站，距离较远

接着，琪羚推着自己的人偶靠近恐惧，笑着说："我就是感觉到了奇怪的吸引力。我感觉到自己被恐惧拉走了。"

周老师："但你好像很开心的样子。"

琪羚："我头脑不想，但是潜意识里有力量在拉我。"

周老师摸着人偶感觉，然后说："是你想要把它排除在你的生命之外。不管是什么，它对你的生命来说都是很重要的一部分。"

琪羚："我是想把它放在我的心里面，让它远离我的生活。我需要与它和解。"

周老师："其实是你需要和你自己心里面的这个过程和解。"

琪羚："到目前为止，我都非常接受。我曾爱上了我的师父，我现在接受这段感情故事成为我生命中很重要的经验，并给了我教训。这件事没有办法被人忽视或遗忘，而且它常被别人当作故事批判。"

周老师："师生恋很美，从古至今流传着很多这样的故事。如果少了这么多美的故事，世界就会变成黑白的了。现在最重要的是，在你心里面给它一个位置就好。"

琪羚："但别人总是谈起我的这个故事，让我很难堪。"

周老师："那是因为你自己没有与自己和解。"

琪羚："我觉得自己花了很多时间想要放下，可是我无法面对别人的指责。"

周老师："对，有些人很无聊，爱评论别人。但这是你的人生，你过得很精彩。你没有必要让无聊的人影响你。"

琪羚皱着眉头："我以为这件事不会影响我，但事实上它还是一直影响我，让我陷入困境。"

周老师："的确不容易。如果指责你的是陌生人或是关系远的人，你就要远离那些无聊的人。他们自己的人生很无聊，所以才会评论人。过着精彩人生的人经常会遇到这种境况。"琪羚苦笑着。

周老师:"生命里这些美好的事件,让生命多了很多色彩。如果生命再来一次,你会怎么样?"

琪羚很坚定地说:"我并没有后悔。"

周老师肯定她:"是的,所以不要管其他人的闲言闲语。"

琪羚:"我先生和我互相体谅,努力地修复关系。但他情绪有很大波动,有时候会失控,我感觉他是受到我曾爱上师父这件事的影响。不过,当别人提起这件事时,我先生也告诉我要坚强。"

周老师:"让他有些情绪也很好。"

琪羚:"我努力体谅他,因为这件事是我造成的。"

周老师:"有情绪是健康的,一段时间就会过去。关键是你自己要让它过去,才能过去。"

琪羚:"因为我爱上师父,团体很多人都认为我犯了戒,因而远离我。我觉得没有任何地方能容得下我。"

周老师:"那是他们要修行的过程。很多人都会犯戒的,没关系,这是一个学习的过程。关键是你的心,你要原谅你自己。"

琪羚:"我觉得自己没有做错什么。我有些责任,但不都是我的错。"

周老师:"你要接受你自己,否则你总是会看到这些人。如果你心里面有东西,就觉得这些人会影响到你。"

琪羚:"很多年来,我一直在做一些教学工作,学生们从我这里得到许多,彼此很相爱。可是当他们听说我曾爱上师父的故事后,就觉得我欺骗了他们的感情,转而指责我。我就觉得我怎么总是遭受这样的命运。"

周老师:"你要看你自己如何创造了自己的命运。比如,我认识一位心理治疗师，他在开课时便先说：'我离了三次婚，你们在座的有没有比我更有经验的？'我觉得他自己先说出来很聪明，也很真诚。否则有人会说：'你离了三次婚，你还教我们夫妻怎么相处，你不是在骗我们吗？'但是，重点不在于我们是否是完美无缺、洁白无瑕的人，重点是我们经历了这些之后，从中学到了什么，最后成了什么样的人。"

琪羚："我知道自己，但别人不知道啊。"

周老师："别人不知道是因为你自己不是真正地知道，比如，在一个团体里面，一开始你可以跟他们说，我的生命经历很丰富，我曾经爱上我的师父，曾经发生过什么事，这都是我生命的一部分。"

琪羚："就是因为他是我的师父，我才会爱上他，这不是普通的男女之爱。"

第三步"转"：寻找解决之道，表达情感，回归序位的爱。

周老师："好，我们排列出来看。找出你所爱的人，放在恐惧的后面，两人贴在一起。"（图 6–35）"现在你注意看，我要把恐惧与这个人慢慢地拉开，你注意看着后面这个人。"（图 6–36）

琪羚很努力地看着，然后无奈地说："我没有办法联结。"

周老师："没关系，我们再试一次。"这次案主感觉比较好了，可以注视着后面她所爱的人。

周老师："扶着你自己的人偶，看到你所爱的人。"

琪羚："我感知他很大，像巨人一般，无法形容。"周老师找了一个小的人偶代表，代表小时候的琪羚。然后说："来，牵着你自己，牵着小时候的你，知道他是谁吗？"

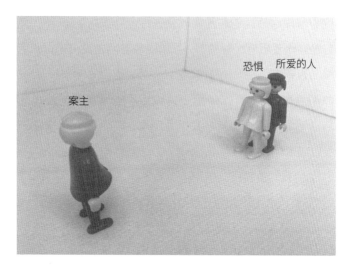

图 6-35 "所爱的人"与"恐惧所代表的人"融在一起

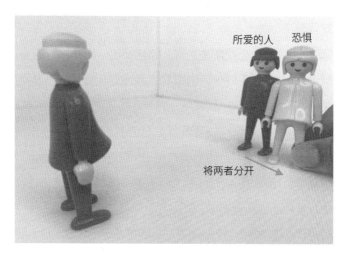

图 6-36 周老师把"恐惧所代表的人"与"所爱的人"拉开

琪羚带着似乎在逃避的异常神情说："我想抱抱他……别人总

说我是缺爸爸，因为我小时候就没有爸爸，所以找一位师父来代替。但是，我觉得他不是我爸爸。他很巨大，也很伟大。"

　　周老师："是的，对于一个小女生来说，你的爸爸是很巨大的。是的，进入小时候的你，再抱抱他（图6-37）。很不容易，他看到你了，你也靠近他了。闭上眼睛，回想你抱住爸爸的感觉，还有你对他说的话。"琪羚慢慢静下来进入深层的感受里，她开始激动地掉眼泪，她把父女两个人偶抱在一起好久……

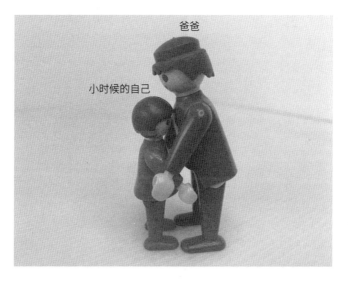

图6-37　小时候的自己抱着爸爸

　　当琪羚抱着爸爸的同时，周老师在旁边用温暖的语气对她说："你的爸爸，你爱他，他也爱你，但是他压抑他自己。不过现在你在心里面，感觉到和他的重新联结；你在心里面，已经再次感受和他的联结。你要记得这个联结，在适当的时候，你可以去找他；

你不用得到母亲的允许，因为你已经是大人了，你要去看他是活着还是过世了；你要去找他，看他后来的人生是怎么样的，很真实地去看到你爸爸的人生是怎么过的，去看到他也是一个平凡的人，他是怎么走过他后来的日子的。然后这个时候你就变成大人了。"周老师把大的人偶放在小时候的自己的身后（图6-38），对琪羚说："你的爸爸如果还活着，看到你已经长大成人了，会很高兴。"

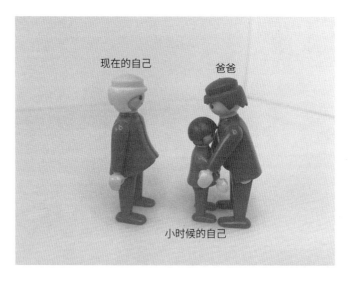

图6-38　现在的自己站在小时候的自己身后，爸爸很高兴看到案主长大了

接着，周老师对琪羚说："摸摸代表长大后的自己的大人偶，她现在是什么感觉？"

琪羚摸摸自己的人偶，去感觉那个长大的自己，然后说："现在没有很激烈的感觉了，很平静。"周老师引导她："现在带着这个平静的感觉，转过来，看看这个黄色人偶。"琪羚推着长大的自己朝向黄色人偶，在离他不远的地方停下来（图 6-39），又开始哭泣起来。

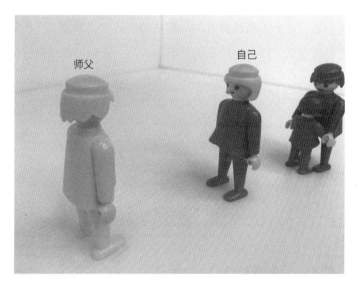

图 6-39　案主推着长大的自己朝向师父
（原来是恐惧的代表，这里则是师父的代表）

　　琪羚问周老师："你的意思是说我因为缺失父爱，所以去师父身上找寻。可是，是他先说爱我的，不是我去追求他。因为他是我师父，我很尊敬他，我没有办法拒绝。所有有分量的人都说他是一位很伟大的人。我觉得不是我去找一个替代我父亲的人。"

　　琪羚情绪有些激动，周老师："不，不，我们还没有结束。"周老师把刚才父亲的人偶放到琪羚的人偶代表身后支持她，等琪羚情绪平静一些后，周老师说："像刚刚一样，用平静的心去面对。

你想向他鞠躬吗？好，你扶住自己的代表，向他鞠躬，有什么话想对他说吗？"

琪羚："有一段时间我先生和我在谈离婚，他赞成我的决定，愿意成全我的追求，但后来他很愤怒，有很多的情绪，他说他觉察到那是一种一生都没有过的强烈情绪。后来我离婚了，但师父也没有接受我。师父的弟子们都很痛恨我，就编了很多奇怪的故事流传。最后一刻，我向师父说对不起。现在我也不知道他在哪里。我觉得他的前途都被我毁了。"琪羚心痛得想要哭出来。

周老师："不说最后一刻，我们在当下、在这里面对，而且他也有他的责任。"

琪羚开始泣不成声，平静一会后，面对师父鞠躬（图6-40）。

周老师感知了一下，然后对琪羚说："你知道他是什么反应吗？"

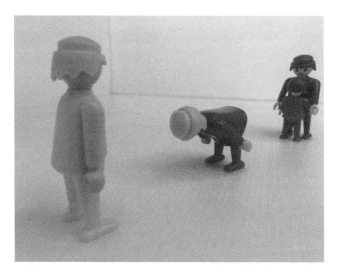

图6-40　案主向她的师父鞠躬……

琪羚："他说不用说对不起，因为那是他自己想要的，所以他接受。"

周老师："是的，他也向你说对不起。"

然后周老师扶着师父也向琪羚鞠躬。琪羚有些颤抖，情绪激动，闭着眼睛哭泣。

周老师："深呼吸，深呼吸，接受，接受。你愿意接受吗？"琪羚含着泪点点头。

周老师："因为当你接受，你就会自由了，他也自由了。爱及情绪会来也会去，这些并不是不好的。有了这些经验之后，我们才学会用更好的方式面对，以更智能、更圆融的方式去照顾这一切。

"许多高僧大德也都曾被情欲勾起过，但每一个人面对的情况不一样。所以，彼此都有责任，但是并没有什么错，已经发生了就接受，最重要的是要从中学习。毕竟，你们都付出了很大的代价。对他来说，你是他生命的功课，所以他才会遇到你。这很好，你让他有机会经历这一遭，他也会从这个过程中学到很多。师父本来就是站在较高的位置，所以他更要谨慎，这是他要学习的。在他有更大的成就之前，这是必然要经历的关。这是每位师父都要经历的关：情关和钱关。这只是小小的考验而已。"

然后周老师感知了一下师父，代表师父说："谢谢你来成就我，我也愿意成就你。"接下来，周老师慎重地对琪羚说，"他是你的师父，但是在某一部分你们是平等的，就是你们内在的本性是平等的。他教会你一些东西，你也教会他一些东西。也许上辈子你是他的师父。所以，你现在要重新站在一个位置，以成人的方式看到他。"

琪羚移动着自己的人偶向前靠近师父，然后说："我还是想要更靠近一些。"

周老师："可以。告诉他你想要对他说的话。"

琪羚："我觉得没有话要说。"

周老师去感知琪羚的人偶代表，然后让琪羚再次摸着自己的人偶，去感觉自己内在力量的升起。琪羚去感觉，然后说："我没有什么话想说。"

周老师引导："所有的分开都有悲伤，没有悲伤就是没有爱过。你对他说：'我曾经爱过你。'"

琪羚："我说不出来。"沉思一段时间后，琪羚才说："其实我没有说过我爱他，是他跪下来对我说的。我理不清我对他是什么感觉，好像比爱更大。我不知道该对他说什么。"琪羚伤心无奈地哭泣。

周老师让琪羚再看父亲一眼，感受父亲的支持力量，然后再看师父。琪羚慢慢地平静下来，好像有了力量。

周老师："感觉你内在的力量。"琪羚点点头。周老师接着说："这就是你内在力量的升起，记住，你的内在和每个人都一样，都是平等的，感觉这个力量。"琪羚闭上眼睛感受，然后又点头。周老师："你的内在和所有佛、菩萨也一样，都是平等的，就如同他们每个人也都是如此。很好，再看着师父。"

琪羚说："我有一个奇怪的感觉，我是平静的、没有欲望的，但我很想往前。我感受这个人偶的感觉，是想要这两个人偶成为一体的感觉。"

周老师:"嗯,等一下。"

周老师找出一个人偶,告诉琪羚:"他代表生命,代表宇宙的生命。"然后把生命摆在爸爸和师父的后面,让琪羚的人偶面对他们(图6-41)。

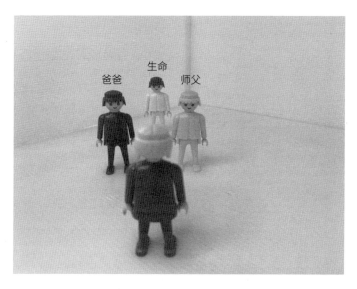

图6-41 周老师加入"生命",把生命摆在爸爸和师父的后面

琪羚:"看到生命很触动我,我很感动。"

周老师:"去感觉你自己,现在想站在哪里?"

琪羚摸着自己,说道:"我想靠近爸爸,停在那里,但是我对师父的感觉没有界限,想要去到他那里,我很想和他融成一体。我一直想要往那里去。"

周老师引导说:"你想超越他,是想来到生命这里,这一些如同你的爸爸是你的生命通道,生命穿越你爸爸来到你。现在,你的追寻是需要穿越某些人、某些方法，联结上你背后更大的生命。在这个穿越的过程中，如果这个人的角色扮演好，就会引导你联结到更大的生命。就如同爸爸的角色如果扮演好，孩子就会因为爸爸而长大。师父的角色如果扮演好，你就会穿越他，来到这个更大的生命。"

琪羚："我不想绕过去，我想和他消融。"

周老师："可以，带着觉知，慢慢地、慢慢地进入他、穿越他、消融他，来到更大的生命。是的，就是这样，这是你的渴望，这是所有人对生命的渴望，这样才是你真正要走的对的路。因为前面你经历了这些过程，才有办法走到这里。这是你的两个关，或者说是两个功课。这个方向没有错，但是经历一些事是必要的。"

琪羚点点头。

第四步"合"：扣回主题，内化过程，回家之后，行动建议。

琪羚："现在我在想，也许，师父就是这把让我开悟的钥匙。"

周老师："是的，你是要经历这些的。生命成长的过程并不像我们想的那样，有些表面看起来是负面的事情，背后的意涵更深。开悟的路不容易，有时候却也容易，不容易的是会挑战我们最恐惧的、最需要经历的事。你正在经历这个，重点是要从经历中学习，这样才会是对的方向，否则，你会停在那里。不要停在那里，要继续往前走。"

顿了顿，周老师指着师父说："这是一个好人，好人有时候是会陪伴我们走一段人生的路，和情感的深浅没有关系。有些人没有爱情，但却是一辈子的好朋友。他可以保护你。没有他，你会遇到更多的麻烦。你要感谢他。"

琪羚:"我一直在努力。"

周老师:"感谢不需要努力,只需要发自内心。他在保护你,有这份关系是对你的保护,因为他帮你划清安全的界限。你要明白。"

然后周老师对琪羚说:"好了,结束了,我们祝福你。"

【个案追踪】

琪羚之后在课堂里继续学习成长,看到她一个阶段、一个阶段不断进步,也看到她给人的感觉越来越平静、越来越祥和。现在看来,过去的这份情是生命帮助她成长的一份大礼。我们都祝福她。

【案例解析】

(1)当一个人从小心中就缺乏父亲的位置,这时候她很容易在无意识里去寻求宗教上的师父,把他取代成她心中的父亲,这是很自然的人性表现。但如果没有觉察并继续沉浸在这样的取代里,就会阻碍自己的成长。而且这样的取代对她父亲、对宗教上的师父都是不公平的,所以在刚刚的个案中,周老师帮助他们两位都能够各归其位:爸爸回到属于爸爸的位置,师父回到属于师父的位置。这样案主才能避免把师父投射成一个完美的父亲而阻碍自己真正的成长。另一方面,所有的师父也都是平凡人,都很容易被投射成完美的父母,此时徒弟就变成了孩子,然后双方就在这样混淆的爱里纠结着,这样对彼此的成长都没有好处。真正的师父会拒绝这样的诱惑,他知道自己在做什么,他会帮助徒弟变成一个成熟的成人，并透过超越父母及师父的形象角色，让自己与内在更伟大的生命联结。我们看到上述案主在排列的过程中有一些抗拒与自己的诠释，但也可以看到我如何点拨她、引导她，有时也认可她，让她从既有的概念里面一步一步厘清出来，让自己的情感更加成长、成熟，面对真实的生活。

（2）在这个个案里，我用了一个很特别的技巧，帮助案主把投射与真实拉开，让恐惧与师父分开，你们记得吗？就是我在恐惧的后面排出这个绿色的人偶，然后我要案主好好注意看着后面这个人，把恐惧与这个人慢慢地拉开。就好像把案主内心的投射屏幕慢慢移开，看到背后她真正想看到的这个人的真实面貌。

（3）从系统排列所观察到的生命重要法则中，我们在心中要给"过去的伴侣"一个位置，承认并尊重自己生命中有过这样一段历程。这份对生命一切如实的尊重，并且勇敢地从中学习使它圆满，反而超越表面的道德批判与戒律，而与真正的道德与宗教精神相通。一份情感关系就是一份情感关系，不管它的性质是什么都要被承认。我们承认的是这个位置以及这个事实，并且让每一个涉入其中的人都能够各自负起自己的责任。因为这份承认，我们才能真正为自己的人生负起全部的责任，也能够从自责愧疚里走出来，重新过自己的人生；并且能够从生命所有的事情里，学到用更成熟、更智能的方式去使它圆满，这才是真修行、真解脱。

案例9　为什么我和妈妈无法沟通？

江总是一家企业的负责人，是个干练果断的女强人，有强大的能量，仿佛什么事都能搞定，但是她也有脆弱的一面，也有搞不定的时候。带着无奈，她求助于周老师。

【排列操作】

第一步"起"：建立关系，厘清问题，收集信息，达成共识。

江总："我和妈妈的关系不太好，我不知该如何对妈妈才最好。"

周老师："人每天都会遇到各种各样的情况或问题。成长不是没有任何问题，不是像童话故事般，王子公主从此过着幸福快乐的生活。而是遇到'问题'时，让问题变成一种'情况'。如果没有成长，就会把情况变成问题。所以这一切都和人的成长有关。"

周老师问江总："你妈妈多大了？"

江总："七十九岁。"

周老师："你们的沟通怎么样？"

江总："很费劲，无法沟通。家里人的话妈妈都不听，她只听外面人的话。"

周老师笑着说："你是不是也这样？"

江总："我妈经常说，因为我是你妈，所以我才要告诉你别人不会告诉你的。我觉得我妈和我是不同的频道。"

周老师："是你不和她同个频道。你想要以你的方式改变她，其实她只是要你关心她。"

江总："我知道妈妈需要我的关心，所以我很关心她。但她总是念叨我，让我很烦。我买东西，她总是嫌我买得多，于是我不高兴了，可是她说她这是称赞我，但我听不出来。"

周老师："我知道你很爱妈妈，但妈妈不是完美妈妈，你不要去要求妈妈是完美的妈妈。我们也不用做完美的孩子。爸妈的事情，是爸妈要去经历的，那是他们的决定。他们是成人，他们为他们的人生负责，决定权在他们，做儿女的只能去提醒。"

周老师问江总："你在担心妈妈什么？"

江总："我妈妈很脆弱，外在开朗，喜欢助人，但我觉得她遮盖了很多痛苦的记忆。"

周老师笑道："很多东西我也都不记得了。妈妈有什么疾病吗？"

江总："她的腰椎有退化性疾病。我想要帮到她，可是她不接受，到了医院也不愿意做 X 光检查。"

周老师："你已经做了你该做的，每个人都有自己要经历的路，不一定都是不好的。"

江总："我姐姐说我是我们家的支柱，我妈也说我要倒下了，他们都没法活了。我心脏不好，觉得自己愈来愈累，承受不了。"

周老师："为什么？因为你太大了，成为全家的支柱了。"

江总："我是觉得我再努力一点点，就能延续妈妈的生命。"

周老师："我有一个朋友的奶奶一百多岁了，忽然有一天突然倒下，送到医院后，医生说让她平安地走。但她的孩子不让她走，非要抢救不可，插管急救，在医院拖了两个多月才走，老人很痛苦。这是爱还是残忍？所以我们活着的时候，要把精力放在'活'

这件事上，不要把精力放在担心、放在不让她死这个事上。因为我们的恐惧，所以才把焦点放在'不让死'上。因为活着没有好好去做活着时要做的事情，所以才会担心。"周老师接着问江总，"在妈妈活着时如何和她更好地互动？"

江总："我爸生病，我担心他没人照顾，我建议他去住赡养院，但他不愿意。我在病房里想，我在外面帮了那么多人，为什么就帮不到我的父母？我号啕大哭，我爸妈被吓到了，就答应去住赡养院。"

周老师："你做得很好，但我在想这份'过度的担心'是从哪里来的？"

第二步"承"：选择代表，探索动力，询问历史，揭露真相。

周老师："找出你和你妈妈的代表，排出你心中觉得彼此的关系位置。"

江总找了一个小的人偶代表自己，大一点的人偶代表妈妈，自己站在妈妈前面，看向前方。妈妈在江总的后面，看着前方（图6-42）。

周老师去感受妈妈的代表，然后问江总："你妈妈的妈妈呢？"

江总："我妈妈五岁的时候，我的外婆就过世了。"

周老师："为什么会过世呢？"

江总："我听家人说，外婆是担心死的。外婆长得很漂亮，但家里很穷，她嫁给外公后，外公出了一些状况，她整天担心，后来得了肺病就过世了。"

周老师加入外婆的代表，放在江总和妈妈共同面对的方向（图6-43）。

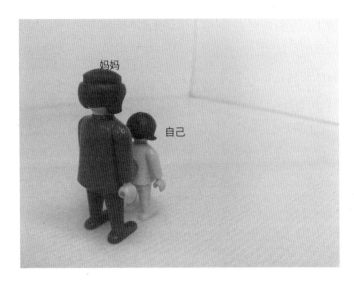

图 6–42　探索动力：自己站在妈妈前面，妈妈在后面，两人都看向前方

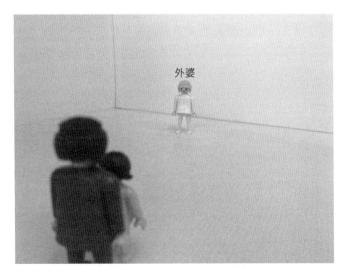

图 6–43　呈现动力：在案主和妈妈面对的方向加入外婆

第三步"转"：寻找解决之道，表达情感，回归序位的爱。

周老师让江总把手放在自己的人偶代表上面，引导江总对着外婆说："外婆，我是你的外孙女。"江总叫着外婆，情绪开始激动，眼里涌出了泪水。周老师接着引导她，向外婆说道："我和你一样有好多的'担心'，担心这个家，担心有人生病，担心有人出事，担心有人过世……我能理解你的担心。"

周老师问江总："你觉得妈妈看到外婆会是什么反应？妈妈五岁就没了妈妈，你觉得她会怎样移动？"

江总："我听妈妈说，她都忘记外婆的样子了，她连外婆的一张照片都没有。"

周老师问她："你愿意陪妈妈去看外婆吗？"江总点点头，擦干眼泪，对着妈妈说："妈妈，我现在陪你去看外婆。"

江总看着外婆说道："外婆，我现在不用当妈妈的妈妈了，因为我现在看到你了。"

江总推着自己和妈妈的代表靠近外婆，抱住她。祖孙三人抱在一起（图6-44），江总眼泪直往下掉，无法自制。

过了好一会儿，周老师引导江总对妈妈说："妈，你现在看见外婆了，当你想去找外婆时，我知道你会很平安的，因为外婆会照顾你。现在，我要回到女儿的位置了。妈妈，我是你的女儿，我现在要回到女儿的位置了。"

周老师感受一下外婆的代表说："你外婆很爱你妈妈，她是很有爱的人。"

江总："是的，我妈说我外婆长得很美，我妈都不像她，反而是我觉得自己像外婆。"

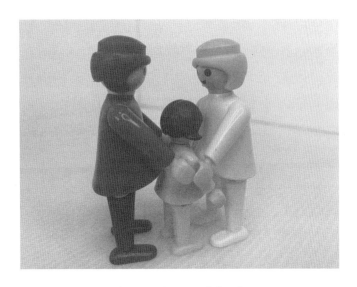

图 6-44　祖孙三人抱在一起

第四步"合"：扣回主题，内化过程，回家之后，行动建议。

周老师引导江总向外婆说道："外婆，我长得比较像你。"接着，周老师让江总移动自己的人偶退后一些，看着外婆说："亲爱的外婆，我有些地方和你很像，但现在我更明白了，我不用取代你，我不用做完美的妈妈，也不用做完美的女儿。"江总慢慢平静下来后，对周老师说："我妈说外婆总是担心她吃不饱饭。"

周老师引导江总："给你的外婆鞠一个躬，把属于她的担心还给她。握住你自己的人偶。"

江总握住自己的人偶向外婆鞠躬，说："外婆，我尊重你的命运，现在我要回到自己的位置了，我把属于你的担心还给你。再见了。"

周老师："带着觉知，慢慢地后退。"江总扶着自己的人偶，慢慢地后退、后退。

周老师去触摸妈妈的人偶，让妈妈也后退一些。然后，周老师看到江总的表情还带着一些放不下，就对江总说："再往后退，回到你自己的位置。"江总握住自己的人偶，继续后退、后退。然后慢慢地让人偶起身，表情显得平和宁静。

周老师："你在这里，再向外婆鞠躬，跪着、站着都可以。"江总起身离开自己的座位，对着外婆代表的方向，跪下慢慢地磕了个头。

周老师："在心中对外婆说：'再见了，我要回到自己的位置了。'"

江总给外婆磕完头，由衷地对外婆说："谢谢你，外婆！再见了！"

周老师给了江总回家后的行动建议：一是回去后找一个安静的地方，在心里沉淀这个个案的画面、过程。二是提醒自己要回到自己的序位。如何在现实中提醒自己回到序位？那就是不管发生什么事情，不要第一时间就冲上去，等心平气和，情绪稳定下来，想好后再去做。

【个案追踪】

过了四五个月再次遇到江总，她整个人气色好了很多，她说今年过年她差一点挂掉了，但她记得她必须放下对妈妈的担心，回到属于孩子的位置，不要再变成外婆。也许是因为自己的心真正转变了，她遇到一位很好的医生，她的身体也得到治疗，她觉得自己变得更健康了。而且现在和妈妈的互动也感觉越来越平和，没有那么多的情绪。江总亲身体会到系统排列对自己的帮助，就发愿要推广这门学问让更多的人受益。这就是一份善的循环。

【案例解析】

排列师不要只是停留在理智上的规劝，我们要去看到行为背后的系统动力，否则案主的心是没有办法转变的。透过排列，我们能更具体地看到案主背后的系统动力以及深层的心理状态。刚才我们看到，江总的代表挡在妈妈的前面，很明显的，我们要想到："妈妈到底想要到哪个方向？"所以我就问外婆的情况，江总的信息是："妈妈五岁时，外婆去世。"我们可以了解到，江总挡在妈妈的前面是潜意识里想挡住妈妈跟随过世外婆的力量。后来加入外婆代表，我感觉江总是往前冲的，这也呈现了她的模式，呈现出了很强的动力。很明显这个案主是认同了外婆，承接了外婆莫名的担心，取代了外婆的位置来照顾妈妈，所以对妈妈的态度就好像大人对小孩一样，序位出错了。

我们用较少的时间呈现动力后，接下来就有更多的时间去解除认同。我让她陪着妈妈去看外婆，当她们抱在一起，我感觉出她想要她们抱得很紧，我就让她慢慢地退出、退出，帮助她回到孩子的位置。这个时候，排列师可以做什么？就是让案主身体记忆更深刻。所以，我就让她自己本人鞠躬后再退出，加深身体的记忆。

最后，我给了她什么建议？因为我感觉到她很冲动，所以让她遇事不要冲动，先提醒自己回到自己的序位，心平气和后再去与妈妈互动，再去处理事情。

案例 10　性——面对家族中的秘密

靖是一名四十多岁的妇人，面容姣好，可是气质中却透露出淡淡的冷漠和忧郁。

【排列操作】

第一步"起"：建立关系，厘清问题，收集信息，达成共识。

周老师问靖："你想要面对的是什么？"

靖："我有时候胆子非常大，有时候胆子又非常小，不愿意上台讲话。我想是不是和小时候的一段经历有关系。我八九岁时，有个邻居老头经常在他家里准备好吃的，我和小朋友们会去他家捉迷藏，他就抱我、亲我、摸我，后来我知道这是不好的事情，就不再去他家了。而学校老师找到我，问我这方面的事情，我将这些事情说出来后，老师却用异样的眼光看我。我妈妈和奶奶也知道了这事。那个邻居老头被抓起来，后来他就死了。现实中，当我看到有人很像那个邻居老头时，就会有恐惧、不安的感觉。"

周老师："我觉得你刚才说这件事的时候，好像自己做了错事一样。"

靖："因为这个事情，我妈妈打了我，我弟弟还骂我是流氓，让我很难受。"

周老师："你爸爸有什么反应？"

靖："他不知道。"

周老师："也许今天有这个机会，你愿意去面对。感谢你信任我。除了这个事情之外，我想问你们家人对性是什么看法和态度？"

靖："基本是不谈的，都觉得性是低级下流的事情。"

周老师："你们家人或是长辈，有没有人在性方面发生过一些不愉快的事情，被遗弃、送走，或生了孩子有不好的结果？"

靖想了想，说道："我外公的哥哥没有生小孩，领养了一个小孩。还有我爷爷去世得早，奶奶从二十四岁起一直守寡。"

周老师喃喃道："二十四岁就开始守寡啊！爷爷是由于什么原因去世的呀？"

靖："爷爷家里的人去砍别人家的树，被人打中头，爷爷看到后受惊吓而死。还有人说我奶奶在外面生了一个小孩，然后把小孩掐死了。"

周老师："嗯，这个信息很重要。"

靖忽然又想起一些什么，说道："我爸爸和妈妈关系不好，我妈妈说我爸在外面有女人，还生了孩子。但我们家规很严，如果谁违反家规，会被沉河。"

周老师："爸爸的外遇、奶奶的事情，应该不是凭空捏造出来的，可能有一些家族的秘密在后面。这些事情对家族的信念应该会有很大的冲击。"

第二步"承"：选择代表，探索动力，询问历史，揭露真相。

周老师："现在选一个人偶代表你自己，选一个代表爸爸，一个代表妈妈，还有一个代表邻居老头。把他们的位置排出来。"靖选了一个白色的大人偶做自己的代表，把自己排在代表爸爸、妈妈的两个红色人偶后面，把邻居老头排在自己右后方较远的位置。所有人都看向前面（图6-45）。

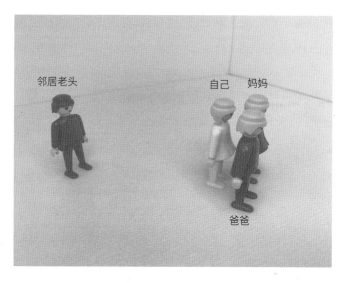

图 6-45 初始排列画面

周老师看了靖的排列，说道："这个排列很特别，这个事情发生在小时候，但你选了一个大的人偶代表你。你又排得很靠近爸爸、妈妈，表明一方面你好像是成人了，一方面又好像是个小孩，离不开爸爸、妈妈。你再选一个小时候的你，你会把她摆在哪里？你可以调整你自己的位置，也可以调整邻居老头的位置。"

靖找了一个小时候的自己，靠近爸爸、妈妈，然后把成人自己的位置往后放了一点，把邻居老头的位置放得更远一些，看向侧方（图 6-46）。

周老师对大家说："这个个案，一般助人者的做法是直接进行案主和邻居老头的经历过程，让他们对话，然后分离。但因为我们有系统观，可以再做得深一点。邻居老头的事情只是一个诱因，更重要的是家里关于性的秘密和互动方式在影响这个孩子。所以，我们先从系统动力的方向走。我们看到爸爸、妈妈和孩子都看向同一个方向。"

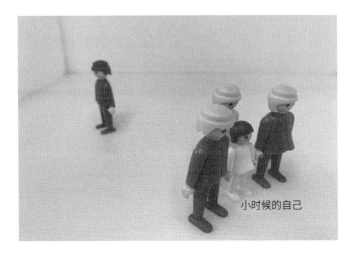

小时候的自己

图 6-46　加入小时候的自己

周老师又问靖："他们都看向同一个方向，有可能是面对一个人或是家里的一些事。刚才你提到奶奶守寡，性在这个家里就会是很隐讳的事情。"

周老师："请把奶奶也排出来。"靖选了一个黄色人偶代表奶奶，把奶奶排在爸爸身后侧一点的位置（图 6-47）。

然后，周老师让靖再找一个代表"性"，一个代表"死亡"，把它们排出来。案主找了一个蓝色人偶代表"性"，摆在自己的左后方；找了一个白色人偶代表"死亡"，躺在一家人的前面（值得注意的是，案主让它面朝下）。

周老师："再找出你们家里死去的孩子。"靖找了两个小人偶，一个黄色，一个白色，代表这个家里死去的孩子，放在"死亡"的身边（图 6–48）。

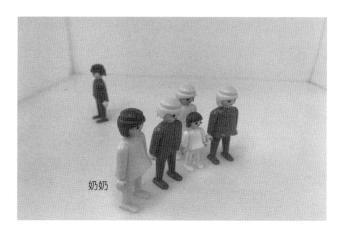

图 6–47　加入奶奶

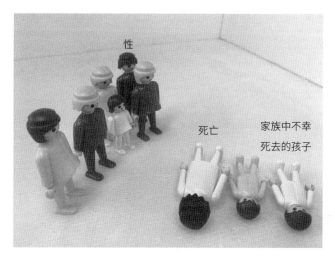

图 6–48　加入性、死亡以及家族中不幸死去的孩子，死亡是面朝下

周老师："很明显，在这个家里，性和死亡是对立的。家里所有人都看向死亡，但性却是在身后。"

听到周老师的话，靖若有所思地说："关于性方面，我和先生有三年多完全没有性生活了。我现在信佛教，也皈依了。我不喜欢性这个事情。"

周老师："性是生命传承的一个力量，但是好像性在这个家里是不能被接受的。我推测，有可能是在这个家里因为性带来了死亡，而死亡让这个家难以承受，所以最好都不要有性。而你刚才也说到，听说奶奶有一个小孩被掐死了。"

靖："我奶奶是个很受人尊敬的人，都说要给她立贞节牌坊。"

周老师："这就像是家里的秘密。也许有些事情真的发生在奶奶身上，或发生在家里其他长辈身上。因为你们都看向同一个方向。"

周老师触摸人偶代表（图 6–49），然后说："这个家族的秘密，不管是关于谁的，都需要被看到。感觉爸爸好像要保护奶奶。"

靖："爸爸和奶奶感情很深。"

第三步"转"：寻找解决之道，表达情感，回归序位的爱。

周老师对靖说："小时候的你，不知道该如何面对，只好躲在后面。现在我们让长大的你来面对这一切，好吗？"靖点点头。老师引导靖把自己的人偶代表转过来看到奶奶和爸爸（图 6–50），对奶奶说："亲爱的奶奶，谢谢你为这个家守寡。我知道你很辛苦，我知道你也很煎熬，性对你来说是很痛苦的事情。亲爱的奶奶，我爱你。现在我明白，有时候性的诱惑发生时，没有办法控制，这不是你的错。亲爱的奶奶，我们有很严格的家规，谢谢你尽力在维系这个家，在我心里你不是低级下贱的人，不是肮脏龌龊的人,你是我的奶奶!"

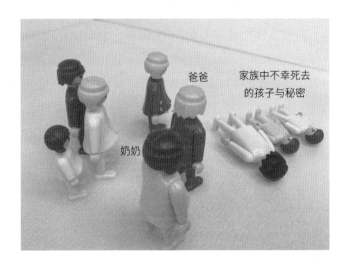

图 6-49 爸爸向前移动保护奶奶,家族的不幸与秘密需要被看到

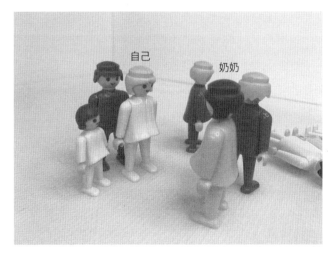

图 6-50 自己看到奶奶,向奶奶说话

靖低着头哭泣，一边擦着鼻涕眼泪，一边跟着老师的引导继续说："不管别人说的是不是事实，我尊重你是我的奶奶。如果你真有孩子因为这样死了，或是我其他的家人因为这样而有孩子死了，我都会尊重这些长辈，我也会祝福这些孩子。"

然后，周老师引导靖面对躺在地上面朝下的"死亡"，对家族长辈说道："亲爱的长辈，你不是低级下贱的，不是肮脏龌龊的，你只是受到性欲的诱惑。我尊重你的命运，你不再是没有脸见人的，我看到你了，而且我尊重你。"

周老师："如果你愿意的话，你可以慢慢地把长辈代表的身体翻过来，他刚才脸朝下，好像没脸见人的样子。"靖慢慢地把长辈的身体放正，脸朝上面。

周老师："家里的故事不是凭空捏造的，但也不一定完全是事实。如果我们非要说是奶奶，是对奶奶的侮辱。"周老师再让靖对长辈代表说："亲爱的长辈，你不是下贱的。我尊重你的命运，那时候你一定很挣扎，你受到过诱惑，我也受到过诱惑，那时候我的判断不是那么好，所以我们遇到了意外，发生了不适合我们的事。亲爱的长辈，我爱你。如果因为性的发生，让你必须杀掉自己的孩子，我会在心里给你和这些孩子一个位置。"

靖再面对家族里被杀死的孩子，说道："亲爱的孩子们，我知道你们很想来到这个世界，可惜却没有办法，他们杀了你们，对不起。谢谢你们为这个家的尊严所付出的代价，谢谢你们为了维持这个家的家规所付出的代价。"

周老师："如果你愿意，可以把他们翻过来。"靖把孩子们的身体翻过来，脸朝上，说道："你们不是肮脏下贱的，你们都是最可爱的孩子，我爱你们！"

　　周老师问靖："你觉得奶奶和爸爸现在比较能接受他们了吗？你有这个感觉吗？"靖点点头说："有。"

　　周老师引导靖："你也要接受你自己以及小时候的自己。"这时候，靖让代表自己的人偶抱住小时候的自己（图6-51）。

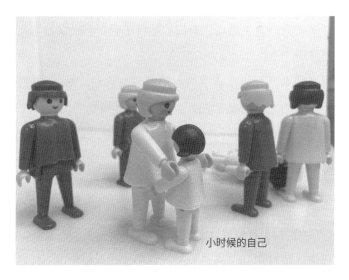

图 6-51　自己抱住小时候的自己

　　周老师问靖："小时候大家怎么叫你？"

　　靖："叫靖儿。"

　　周老师引导靖对小时候的自己说："靖儿，你是个很棒的孩子，很听话的孩子，但是你被诱惑了，你只是想要和小朋友一起玩，想要吃好吃的糖果，你只是身体有一些特别的感觉，你觉得这些感觉很好玩、很舒服、很新鲜，你只是身体有一些反应，这些都是健康的。当有人摸你身体的时候，你身体有一些兴奋的感觉，这也是健康的。你现在长大后，就知道这些人不适合你，你已经学会保护自己了。"

靖跟着周老师的引导说完后，周老师问靖："你觉得如果奶奶现在还活着，她会想对你说什么？"然后接着说，"她会说：'靖儿，你没有错，你是个好孩子。'"这句话触到了靖心底最敏感的部分，多年来一直觉得自己有错的她终于感觉到被认可了。她的情绪很激动，无法自制地大声哭了出来……

周老师站了起来，拿了块大垫子放在胸前，站到靖的旁边，说道："我现在代表你的奶奶。"然后周老师用奶奶的声音对靖说："靖儿，你没有错。靖儿，你是个好孩子，你没有错。"靖在奶奶的怀里痛哭起来，不停地说："谢谢你，奶奶。谢谢你，奶奶……"奶奶抱住靖："你是个好孩子，你没有犯错，你是个好孩子。"

一会儿之后，靖情绪慢慢平静下来。周老师脱离奶奶代表，问靖："你知道爸爸想对你说什么？"周老师握住代表爸爸的人偶，代表爸爸对靖说："我没有照顾好你，让你受伤了。我没有照顾好你，让你受欺负了。这不是你的错。我们家不谈这些事，让你受委屈了。你并没有丢我们家的脸。"听到爸爸的话后，靖松了一口气。

周老师把手放在妈妈的人偶代表上对靖说："你的妈妈一直支持着你！"靖感受到背后爸妈的支持。

周老师接着说："性本身其实是好的。这个小时候的你自由了吗？你要给她一个位置。"靖让长大的自己抱住小时候的自己（图6-52）。

第四步"合"：扣回主题，内化过程，回家之后，行动建议。

周老师："这个家里有很多秘密，你在心里面不要去刺探这些秘密，而是带着尊重去调整自己。现在，你有足够的力量去面对他——邻居老头了吗？"靖点点头。

周老师："你让自己转过来。"靖把原来背对邻居

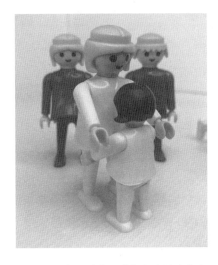

图 6-52　长大的自己抱住小时候的自己

老头的自己转过身，然后推着长大后的自己和小时候的自己一起去面对邻居老头（图 6-53）。

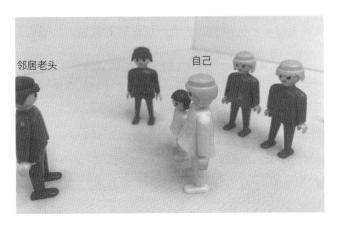

图 6-53　长大的自己带着小时候的自己去面对邻居老头

靖忽然说："我想感谢他，因为他让我想去认识性这方面的事情。"周老师点点头，然后引导靖对邻居老头说："爷爷，谢谢你，和你在一起，我很开心。你做了很多好吃的东西给我们吃，我们在一起有很多开心的时候，很多孩子都喜欢和你玩。和你在一起，我很开心；你摸我的时候，我也很开心，我身体有舒服的感觉。小时候的我喜欢和你在一起玩。但是我现在长大了，我明白你对我身体的接触有一些是不适当的。你让我感觉到舒服，但是按照我们的身份，你对我这样做是错的；按照我们的年龄，你对我这样做也是错的。我接受我身体舒服的感受，但是我把你做的错事，属于你的责任交还给你。"

周老师转身对受训学员说道："这部分应该这样引导，因为一般在这样的性骚扰或性侵案例里，受害者对加害者会有特别的好感，可是如果我们否定这个感觉，而只是处罚两人，那她会永远贬低自己，觉得自己做错事，觉得自己是低级下贱、肮脏龌龊的，这辈子都不值得拥有美好的性关系。但是，在这个案例中，当我们引导案主用一个健康的方式面对这件事的时候，让我们想不到的是，靖居然想要谢谢老头。"

周老师引导靖："再说一遍。我接受我身体舒服的感受，但是我们的年龄是不适合的，你要为你犯的错负责，我把你犯的错和责任还给你，我是自由的。爷爷，我尊重你的命运，我接受我自己有舒服的感受，现在，我把你的错交还给你，再见。"然后周老师问靖："你感觉他会有什么反应呢？"靖答道："我感觉他能安息了。"

周老师："是的，因为他也自由了。这个个案有客观的系统动力，也有内在的主观感受。你主观感受他安息了，你自己也可以放下了。这个爷爷也可以转身，可以走他自己的人生，去他自己的世界了。"

然后，靖把自己和小时候自己的代表一起移动到爸爸、妈妈的身边。周老师："先看一眼性的代表吧。你已经把性忘了，没有性就没有你。性是一种能量，性是让生命繁衍的力量。你很想有一个自己的孩子，做过试管婴儿，但一直都没有成功，因为你把性排除了。即使有性，也是机械的，你的身体并没有接受能量。性的能量并不只是生孩子，还是一种创造力。大自然的运作、人体生理的运作，很多都需要靠性能量。"

靖："我先生好像也不需要性。"

周老师笑笑："没事，等你性能量开启了，就会用上了。"

靖自己主动地让代表自己的人偶拥抱性。周老师笑道："哇，很好啊。"然后，周老师引导靖告诉性的代表："亲爱的性能量，我爱你，你把我带到这个世界，透过我的爸妈，我才能够来到这个世界。性在这个家不再是一个禁忌，它是一份生命的传承。我们接受人性的弱点，可能会发生一些出乎意料的事，但是因为你这个能量，才能够让我活下来。我接受我身上的性能量，这是爸妈给我的礼物。我可以呼吸，可以心跳，可以活下来，我来到这个世界，就是因为爸妈性能量的结合。生命的力量化作性的能量，透过我的爸妈，把我生出来。亲爱的性能量，谢谢你，我爱你！"

靖有点腼腆地笑着说："我先生曾做了一件事情，我以前很不理解。我们家养了一条狗，而他表姐家也有一条狗，他们让两条狗交配。现在有一点理解了。"周老师也笑着说："下次，你和先生一起去看这些事情。"

周老师："看来，你现在性能量流动了，你可以接受自己了。你准备好继续向前了吗？"靖点点头。

周老师再引导靖："现在闭上你的眼睛，想象先生在你的面前，对他说：'亲爱的先生，谢谢你！谢谢你做我的先生，现在我接受我身上的性能量，也接受你身上的性能量。因为性的能量，我们可以相遇、呼吸，不管我们有没有孩子，这份性能量也可以化作爱，让我们彼此更相爱，支持彼此成长。现在我接受我的性能量，我也爱你的性能量，我爱你，谢谢你！'"

周老师继续向靖说道："现在，用你的两只手去摸你的心、你的身体，去接受、去感受：这是你的身体，你爱她，她带着性的能量。然后告诉你自己：我接受我身上的性能量，我接受我的身体，这是我爸妈给我的爱。"靖闭着眼睛很投入地跟着引导，拥抱自己。一会儿之后，靖的脸上发出幸福的光。

周老师："深呼吸，记得这份感受，非常好。"然后给靖出了功课："对于家里的秘密和孩子，你在心里给他们一个位置，用你的方式为他们做好事。这是系统的动力，很关键。"靖点点头。

【个案追踪】

不久之后再次看到了靖，她的穿着打扮变得完全不一样了，整个人变得更加有女人味了，她接受自己身上女性的一面，灿烂的笑容就像花儿一样美丽。

【案例解析】

（1）从这个案例中，大家可以看到一位排列师背后的系统观、人生观以及对性的态度会对个案有什么影响。一个健康的整体系统观能包含一切，这是一位排列师应该具备的重要观念。透过这样的观念，在排列的时候，性侵事件和性能量以及侵犯她的人，在心里都要有一个位置。例如个案中的邻居老头是她生命中的第一个男人，因此在排列时，排列师要有健康的观念，并且坚守整体法则。不是说我们要接受这个人的行为——这个人必须要为他所犯的错误负责——而是我们要接受这个"事实"，并且承认他是孩子第一个有性接触的男人，承认这是她生命的事实。如果这部分被排除，就把她生命的一部分也排除了。

（2）通常发生这一类的性侵事件，不管孩子大小，这个孩子的感觉也必须被接受。如果被认为是肮脏下流、下贱的，就会影响这个孩子对自己的评价和生命力，长大之后不是极度的性封闭，就是性泛滥、性界限不清，因为她没有价值感，长大之后就难以享有自己的"性福"；因为她无法接受自己的性能量，生命力也无法全然发挥。当这个事实被接受时，孩子的性能量就会被接受，那么这个孩子不再因为过去别人的错误而影响自己一辈子，从而一生都在惩罚自己。如此一来才能各归其位，她接受她自己的感受，别人做的错事由别人去负责。以上都是排列师面对这类事件时要非常小心地去把握的。

（3）上述的案主如果只是做与邻居老头的排列，家族系统的动力还会拉扯她。因此除了在个人的经验之外，我们要看到更大的系统力量会影响身心健康。所以我认为一位排列师要同时关注个人生命经验以及系统动力，如果从事助人专业者在这两部分都能认真学习并好好发挥，将会对许许多多的个人、家族和集体系统带来极大的帮助。

案例 11　是否退休？退休后我想做助人工作

林总是 IT 产业的老板，六十多岁，面临退休的关卡，正在犹豫要不要退休，以及下一步做什么。

【排列操作】

第一步 "起"：建立关系，厘清问题，收集信息，达成共识。

周老师："什么议题？"

林总："我现在六十几岁，面临退休，正在犹豫退不退。我原来一直做 IT 生意，这两年发生了很多事情，生意没法做了。一是很多员工都离开了，只留下了几个人。二是我一直在寻找新的生意，但还没找到合适的。如果不结束 IT 这个生意，好像没有终、没有止。"

周老师："那你的问题是什么？"

林总："其实我心里退不下来，我想做些什么，但又不知该做些什么。"

周老师："人一定要做自己想做的事或喜欢做的事，这样自己才会很开心，这样才是人生。你现在六十几岁了，已经过了急需赚钱的阶段，接下来你选择要做的事情时，要考虑做什么可以发挥你自己。"

林总："我想做助人的工作。十多年前，我曾做过身心灵的一些工作。我觉得人在物质满足之后，想要的就是心的平安。"

周老师："人要做什么，一定是天分加上梦想、兴趣、努力，才能成功。"

林总："我想做助人的工作，可是觉得自己没有足够的能力。"

周老师鼓励道："一个人如果有七十分的能力，就可以帮助零到六十九分的人。不是非要你有了一百分的能力才能助人。在助人的过程中，我们还可以不断提升自己，获得进步。不要想一下子就变得很厉害。想想你有哪些特长。"

林总："我好像没有什么天分。"

同学们开始七嘴八舌地说起林总的诸多优点，比如亲和力、热心、热情，以及想要支持别人的爱心，等等。周老师："这些都是你的天分。容易与人接近，可做这一类的助人工作，你也可以加以发挥。你自己觉得想做什么？"

林总想了想说："我想做像系统排列这样的助人工作，但是又不想太商业化。"

周老师："做系统排列，可以有不同的做法。可以用商业模式的做法，也可以用公益模式的做法。不要去排斥某一种做法。关键是我们自己有感觉，想要去做。有人喜欢商业，做得很有感觉，也很成功。有人想做公益或服务人，但是也不一定能做好，不一定成功。这些和金钱没有关系，关键是模式能否成功。你如果不想做商业模式，可以做公益模式。如果是做商业的，将给予和获得达成平衡就好。如果有人因为系统排列发生改变，感受到由内而外的喜悦，还影响到家人，这都不是金钱能够买到的。有些时候，甚至你做免费公益的排列，很多人还不一定珍惜。我们帮助人，不是给人金钱，而是要给人力量，可以站起来改变他们自己的人生。我们要帮助想要成功、快乐但是有阻碍的人，我们可以帮助他们清除阻碍，获得成功、快乐。"周老师问林总："你想做的工作是支持到哪些人群的工作？"

林总："我想做对年轻人的公益工作。"

第二步"承"：选择代表，探索动力，询问历史，揭露真相。

周老师："我们试试看怎么样能够帮助你看清方向。找一个人偶代表你自己，一个代表你要做的助人工作，一个代表对年轻人的公益。"林总将代表自己的红色人偶和代表助人工作的蓝色人偶放在后排，站在一起，而代表公益的绿色人偶则在两个人偶的前面，三者都看向前方（图 6–54）。

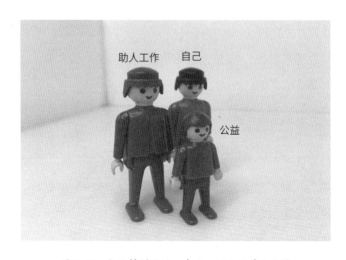

图 6–54　初始排列画面：自己、助人工作和公益

周老师:"你想要帮助年轻人变得更好?"

林总:"是的,因为年轻人是希望。"

周老师:"那你为什么对系统排列有兴趣?"

林总:"因为很多年轻人的问题和他们与父母的关系、与家庭的影响,有很大的关联。要想帮助到孩子,就要帮助到大人,孩子才会跟着改变。"

周老师:"很好,观念正确。"

"现在我们再找一个人偶代表年轻人,另外一对人偶代表他们的父母。"周老师找了一个孩子代表年轻人,一对人偶代表父母,放在林总的前面(图 6–55)。

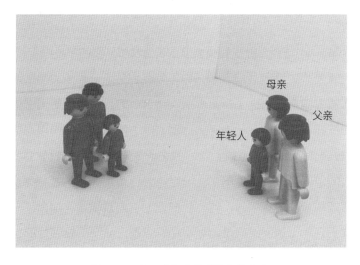

图 6–55 加入年轻人还有他们的父母

林总马上推动自己和助人工作以及公益向前,靠近年轻人(图 6–56)。

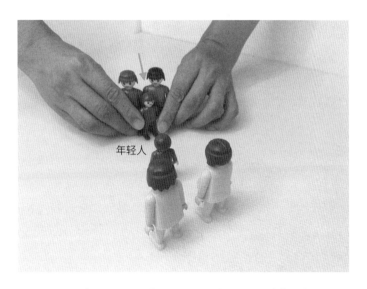

年轻人

图 6-56　案主马上推动自己、助人工作及公益向前靠近年轻人

第三步"转"：寻找解决之道，表达情感，回归序位的爱。

周老师："我现在能理解，你为什么会给人一种压力感？因为你帮助人的企图太强了，所以别人会退后的。如果帮助人是把自己的欲望和意图加在别人身上，别人是不愿意接受的，因为这样我们就取代了孩子的爸妈。就好像这个孩子无法处理自己的问题，而他的爸妈也帮不上他的忙，一定需要你帮忙一样，这个时候我们会把孩子的力量削弱，同时也把他的爸妈排除了。那么，一个助人者该怎么做呢？就是当你帮忙的时候，心里要看到他的爸妈在他的后面，尊重他的父母，这样就会变得不一样了。"

林总："我不知道为什么我会有这样的感觉？对大人、对孩子，我觉得自己会给他们压力。"

周老师："就算你想帮的是孩子，重点是你要看到他们的父母。

如果照你原本的态度，你是把他们的父母排除了，其实也把孩子排除了，你会觉得是父母做得不够好，所以孩子才这样子。到最后，父母和孩子都会转身不理你了（图6–57）。"

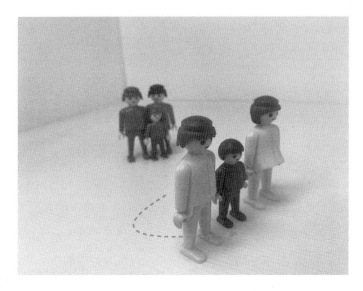

图 6–57　年轻人和父母都转过身

林总："我以前没有觉察到自己的这个模式和方法会给人压力。"

周老师："所以我们要用新的方式才能觉察到，才能看到我们的无意识模式。我来做一个测试。"周老师让林总找一个人偶代表需要被帮助的孩子，现场演示。让代表林总的人偶面对孩子，可是当林总代表朝向孩子时，孩子转身了，背朝着他。

周老师："一般我们会说，这个孩子怎么这样。你会怎么做？"孩子又背对着林总代表，往前走了几步。周老师："好像发生了什么事，怎么办呢？"林总代表慢慢往前走，向着孩子的方向。

周老师："一个人转身，他朝向的是他系统里的力量。如果你要把他拉出来，就会让他有罪恶感，感觉背叛了他的家庭。"然后周老师找林总的爸爸、妈妈代表，站在林总的后面。再找孩子的爸爸、妈妈代表，站在孩子的身后。周老师引导林总对孩子说："这是我的爸爸、妈妈。我也看到你的爸爸、妈妈了。"孩子开始靠近林总。

周老师让林总对孩子的爸妈说："我不能取代你们，你们是他最好的爸妈，我只能用我的专业来帮助他，但是我尊重你们是他的父母，谢谢你们给我这个机会可以帮你们的孩子。"孩子开始转身，微笑开心地看着林总。

周老师："你开始说尊重他们父母的时候，孩子就很高兴。"

周老师接着说："真正的帮助是什么？真正的帮助就是帮助孩子和父母有更好的联结。如果孩子和父母没有好的联结，就会和其他人的关系也不好，就会开始发生许多的问题，因为他和源头失去了联结。"

林总顿悟道："早点知道这点就好了呀！我从开始工作起，就和老板关系不和。"

当这个测试结束后，回到人偶排列场域。周老师对林总说："这给我们一个很重要的提醒，不管是什么工作，都是同一个事情，需要尊重孩子们的父母。这个时候，我们就不会取代他们的父母，就不会把自己变得太大，要去照顾他们。如果我们觉得他们的父母没有做好，我们来当他们的父母帮他们，那就是把他们的父母排除，把他们变小，孩子的问题就会更多。如果我们尊重他们的父母，帮助他们联结他们的父母，他们会很开心，他们的父母也会很开心，因为我们尊重他们的父母也就是尊重他们。因为每个人的生命都是从父母那里来，谁批判我们的父母，就是在批判我们自己，我们会很不舒服。所以，当联结上父母时，孩子自己就会生出力量解决问题，真正的帮助就发生了。"林总肯定地点了点头。

第四步"合"：扣回主题，内化过程，回家之后，行动建议。

最后周老师对林总说："你想要助人的动力很强，现在你也学到了要调整自己的心态。接下来，你就是去做，不管是帮助年轻人还是小孩，不管是公益还是商业，朝这个方向去做就对了。我们一边做，就会一边调整、一边进步，有什么需要我支持的，随时可以回来咨询我，好吗？祝福你！"

林总坚定地点点头。

【个案追踪】

一年之后，林总决定退休，并且接受了排列师的专业培训，开始举办许多公益课程，实现他助人的理想，帮助了不少需要帮助的人。

【案例解析】

在这个案例中，林总想要做公益助人的工作。好的公益应该怎么做？周老师做了一个很好的解答：做公益不是单纯给对方金钱，这样会削弱对方。真正的公益是帮助人变得更有力量，站在自己的位置创造自己的人生。而我们可以在一旁陪伴、支持他们一段时间。如何帮助人创造他们的人生呢？贫困的人一般命运比较辛苦，但如果我们可以帮助他们看到这个贫困的背后是怎么创造的，并且帮助他们了解并转换自己深层的心理状态，重新调整，用成熟的方式来爱这个家，这时候他们才有机会从过去所累积的贫困牵绊中走出来，才能够用心学习，发挥自己的能力，创造自己的人生。而系统排列就是一个很好的方式，了解一个人深层的心理状态，了解一个人怎么创造自己的命运。因为如果不了解，而我们想要帮助一个人改变他的命运，那就是要他背叛他原本的系统，这时候他会产生一种罪恶感，而这种罪恶感会让他在无意识里把自己拉回去，这就是许多人为什么一直保持在困境里的原因。但如果我们可以帮助他觉察到这份无意识的罪恶感，并且能够学会用一种更有意识、更成熟的爱去面对家族系统与命运的牵绊，这才有机会帮助他更有觉知地转化命运，开创新的人生。

　　比如，有些孩子有身体残疾或生病了，他们可能是想透过身体上的疾病来帮助这个家，但如果我们可以帮他们学到不需要用疾病来爱这个家，而转变成用更健康的方式来爱这个家，他们就有机会发挥好的那部分的能力。

　　有些孩子学坏了，或是遇到工作问题，或是在经济上比较弱势，我们可以怎么做？我们要了解他心中的纠结，他学坏的原因可能是心里想要获得一份爱或归属感，或者他想要为家里某些人承担，但是他的方法错了。这时候我们就可以帮助他打开心里的纠结，学到用好的方式获得这份爱与归属感，改变深层的心理状态，那他们好的特质、优点的力量就更能发挥出来，同时才能带动他们经济状况的改变。所以我们在这里所做的助人工作是非常有力量、有价值的，值得大力推广，因为这能够支持更多有心行善的人与组织更有效地帮助到人。

案例 12 面对事业项目的抉择

当一位排列师处理的个案数量比较多之后，他内在可以涵容的信息量就会加大，即使他是做一对一排列，仍然可以一次处理好几个系统动力，以下就是我用一对一排列，以一个更整体系统的方式，一次处理好几个系统动力的案例，供大家参考。

陈经理是中国知名儿童教育与英语教育集团的项目经理，四十岁左右，是一个充满战斗力的女强人，但从她的话语里又让人感觉到有些焦虑和无奈。

【排列操作】

第一步"起"：建立关系，厘清问题，收集信息，达成共识。

周老师："什么议题？"

陈经理："有个项目不知该不该做、要怎么做。"

周老师："是什么样的项目？"

陈经理："是一个儿童创意教育的项目，因为一般来说，中国儿童的创造力相对于国外是比较弱的，而这个项目考察之后感觉效果还不错，公司要我承接这个项目，并且把它做出一个模块，如果有可能未来想推向全国。"

周老师："这听起来很伟大，那你遇到什么问题了呢？"

陈经理："在纠结的这段时间生了两次病，失眠成了常态，压力很大。我年轻时高考和生孩子的两三年也有过这些状态。当压力来的时候，我会失眠、熬夜、不爱动，就生病了。这段时间会莫名其妙地发烧，突然觉得天旋地转，有失衡的感觉。"

周老师："你问这个项目不知该不该做、要怎么做，但事实上，我们除了判断项目好坏和怎么做之外，最关键的是执行项目的这个人，是你这个人的状态。好的项目，遇到某个状况不好的人，很有可能把它推向失败的结果，所以关键是我们自己内在的状况。如果我们不把自己的状况调整好，不管是什么样的项目，最后呈现的结果都会是一样的。当我们状况好的时候，推动起来感觉就不一样了。"陈经理点头称是。

周老师问："在你的生命中，有哪些特别的压力事件？"

陈经理："这个项目把我推到一个很高的位置，好像只有我能做。这个项目起了头后却无法执行。我生病之后提出辞职，但没辞成，又在另外一个很高的位置上。我连续和下属发脾气，和人吵架，余怒未消，也和先生争吵。所有人都对我有意见。我也不知道自己为什么会变成这样？"

周老师："我感觉在你心里有些愤怒想要发泄出来。你习惯做老大，但现在情况发生改变了。什么是可以让你发挥的最好方式？"

陈经理："目前公司的架构给我的位置是可以的。我做教育项目，觉得很合适。"

周老师："你想为教育做贡献，你需要做的调整是：你是否可以从拯救全国教育的位置上下来，踏踏实实地做事？"

陈经理："我觉得自己没有拯救情结，但平台对我寄予厚望。"

周老师:"那么是一群有拯救情结的人,把你推上了一个高的位置吗?"

陈经理:"我现在没有力量,但我还是要做。我要为这个事业去奋斗,我觉得它有价值、有意义,但我不想消耗自己。"

周老师:"你看到这里面的矛盾了吗?拯救者的特征就是:都会出现一份拯救的情怀,然后遇到挫折时,又会把自己变成牺牲受害者。你没有觉察到自己的拯救情结,你要好好去觉察一下。"

第二步"承":选择代表,探索动力,询问历史,揭露真相。

周老师:"找两个代表,一个是务实的你,一个是想做大事业、想拯救中国教育的你。"

陈经理选择两个小人偶代表,对立而站。红色人偶是要做大事业的、想拯救教育的自己,而绿色人偶则是务实的自己(图6-58)。

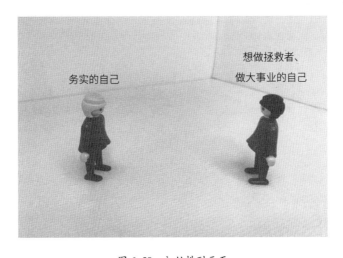

图 6-58 初始排列画面

　　周老师："很特别的是，感觉是对立的。内在的两个你没有调整好，不要说利国利民了，你在做事业时，这种分裂矛盾会让你感到内耗严重，压力会更大。"周老师又说，"再排出你的亲生父母，并找一个项目的代表。"陈经理一手扶着代表爸爸的绿色人偶，一手扶着代表妈妈的黄色人偶，排在两个对立的自己的中间，看着两个自己（图6-59）。然后犹豫一会，又让爸爸、妈妈站在自己身后，靠近务实的自己（图6-60）。

　　陈经理还是一直在犹豫，移动着人偶。周老师对她笑笑，说："你可以调整，没关系。"于是，陈经理又把拯救者排到自己的后面，靠近爸爸妈妈。妈妈、自己、拯救者和爸爸在同一排。周老师："你把项目加进来。"陈经理选了一个白色男性人偶作为项目代表，排在这几个人前面，面对这群人（图6-61）。

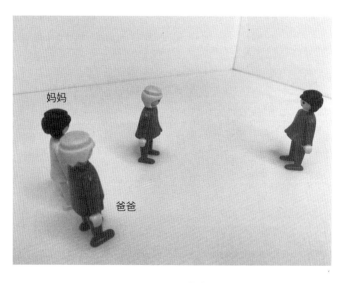

图 6-59　加入爸爸妈妈

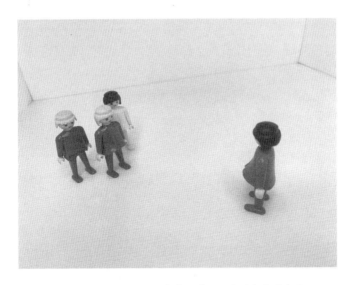

图 6-60 让爸爸妈妈站在自己身后，靠近务实的自己

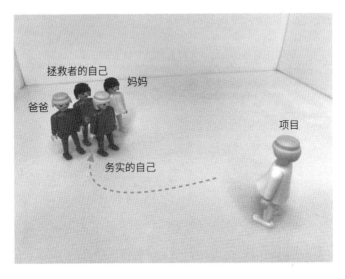

图 6-61 把拯救者排到务实的自己的后面，靠近爸爸妈妈；
把项目排在这几个人前面

　　周老师触摸代表拯救者的红色人偶，然后移动人偶，将之放在项目的面前，面对这群人（图 6-62）。

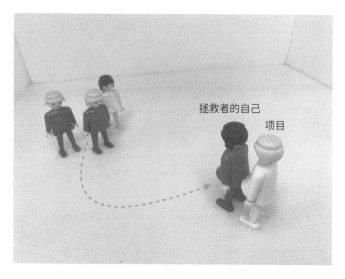

图 6-62　周老师把拯救者移动到项目的前面，面对这群人

　　周老师问："这样你感觉怎样？好像有些东西是你要面对的。"

　　陈经理带着惊愕的表情说道："我的心震了一下。"

　　周老师："这是因为刚才你所排的位置是按头脑排的，现在才是真正的你。有时候我们会去捏造一些情况，但是捏造和真相是有差别的。你是很特别的人，内在的感性和理性不断在打架，当你要去整合时就会觉得累。事实上你外面的压力并不大，而是你自己里面的压力大。你要好好警惕，要好好学习成长。你内在的力量要变成'相生'的，而不能一直是'相克'的，这就像是你内在的太极。想要解决眼前问题是一方面，但我们要知道自己要成长的地方是什么，当我们成长了，许多问题自然就会迎刃而解了。"

陈经理振奋地说道："对！当我的内在冲突时，就会进入失控状态、迟钝状态。像是一种蒙的状态。"

周老师："如果你这部分修炼好，就会是相生的。就会朝向良性的，而不是对抗的方向发展。"

然后，周老师问陈经理："你的家里情况怎么样？"

陈经理："我爸爸很早就过世了，去世之后，妈妈就嫁给了现在的爸爸。"

周老师问："你亲生爸爸是怎样的人？"

陈经理："我爸爸是个很有才华的人，为人很好。不过，我妈妈说他去世之前迷上赌博，就像中邪了一样，经常吐血，身体很弱，可是发作起来就出现幻觉，要磨刀杀人。"

周老师问："在这个家里，有没有人被送走或为这个家牺牲？"

陈经理："我这一代没有。亲生爷爷很早过世。"

周老师问："爷爷是怎么过世的？他是怎样的人呢？"

陈经理："不清楚，没有人提起。因为爷爷家庭情况好，奶奶比爷爷小很多岁，爷爷的年纪可以做奶奶的爸爸了。我奶奶是自杀死的。"

周老师问："怎么自杀的？"

陈经理："是投河死的，有人说经常看她在河边哭，后来就掉下河了；但也有人说她是在池塘边洗脚，不小心掉下去的。"

周老师："找一对人偶代表爷爷、奶奶，根据心里面的感觉给他们排出位置。"陈经理找出爷爷、奶奶的人偶代表，排在爸爸的身后。但老师把两个人偶退还给陈经理，对她说："按照你心里面的感觉重新排。爸爸、妈妈的位置也要根据你心里面的感觉重新排。不要想什么是对的，只要你排出来的，就是对的。"陈经理犹豫很久，把奶奶排在项目的后面，又移动到自己的侧方，再移动到靠近爸爸的位置。

周老师："在排的过程中，内在对抗的力量又展现出来了。"

陈经理又把代表奶奶的蓝色人偶排在了爸爸身后，另一个代表爷爷的蓝色人偶则排在奶奶身后（图 6-63）。

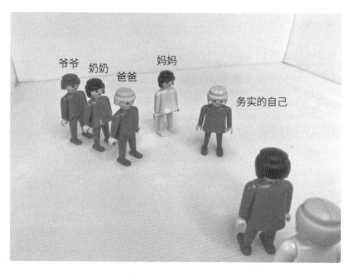

图 6-63　加入奶奶、爷爷，并挪动位置

周老师："有一点感觉，不是那么确定。"周老师去感知了一下奶奶的人偶，然后说："奶奶为什么自杀？她已经八十多岁了，应该是不想再活了。"

陈经理："我妈说，我爸去世后，我妈带着我和哥哥离开了，我奶奶很失望、很悲伤。"

周老师："你看看，你奶奶在很年轻的时候，她的先生就去世了，儿子也去世了，孙子则被媳妇带走了，这里面好像有很多无奈悲伤的往事。"周老师又说，"可以看到，你的父系母系两家有对抗。"于是问陈经理："你家里发生过战争或是大的伤害吗？"

陈经理："我姥姥家里有。我姥爷和他的两个弟弟都去了台湾，我姥姥的家族是当地的大户，有钱、有地位，后来姥姥没去台湾，就在一系列运动中受到了一些打击。"

周老师："找一个人偶代表你的姥姥。"陈经理把代表姥姥的黄色人偶排在自己妈妈的身后，让代表姥爷三兄弟的三个人偶并排站在姥姥身后（图 6-64）。

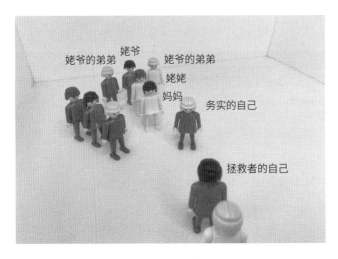

图 6-64　加入姥姥、姥爷三兄弟

周老师问："当我们把全家都加进来，你有什么变化？"

陈经理："感觉有压力。"

周老师："现在我们来面对这两个家族。爸爸、妈妈谁比较理性？谁比较感性？"

陈经理："我爸爸比较感性、柔软。我妈妈理性、务实。"

第三步"转"：寻找解决之道，表达情感，回归序位的爱。

周老师："好，现在我们用一个比较特别、更整体系统的方式，来面对你父母双方家族中的所有重要成员。你准备好了吗？"陈经理点点头。

首先，面对妈妈的家族，周老师让陈经理先对妈妈说："亲爱的妈妈，谢谢你让我活下来，因为你的务实，把一切事情安排好，并持续完成你想做的事情。谢谢你让这个家活下来，让我活下来。爸爸突然过世，你一定很难过，谢谢你告诉我们关于爸爸美好的一切。我身上流着你的血，继承了你的优点，去务实地做成一些事，不是空有理想，这是我从你身上学到的。"再让陈经理面对姥姥，引导陈经理说："亲爱的姥姥，你过了很辛苦的一段岁月，受了很多委屈、惊吓，谢谢你能够忍耐这一切，谢谢你很实际地让我活下来。亲爱的姥姥，我是你的后代，我身上流着你的血，即使我经历压力，我也会把自己调整得更好。你承受的压力比我大很多，所以我知道我可以调整我自己。谢谢你把这份坚强的力量传到我身上，亲爱的姥姥，谢谢你。"然后周老师让陈经理带着自己的人偶，也带着自己的心向姥姥鞠躬。于是，陈经理扶着自己的人偶向姥姥鞠躬，自己也慢慢地、尊敬地向姥姥鞠躬。

接着面对姥爷，说："亲爱的姥爷，我是你的后代。你离开这个家了，姥姥后来受尽磨难，妈妈也是，但是她让我们活下来了。我知道你也有很大的压力，你是迫不得已的，我知道你有你的理想。谢谢你，在我身上流着你的血，继承着你的理想和热情，想为这个世界做些事，现在我把你放在心里。"

再对姥爷的两个弟弟一起说："亲爱的舅公们，我是你们的后代，现在我看到你们了。我要告诉你们，我活下来了，请你们安息吧。"

然后周老师让姥爷的弟弟们转身，对陈经理说："你要走好自己的路。"

接下来则是面对爸爸这边的家族。周老师问："爸爸在你多大时过世的？"

陈经理："两周岁。"

周老师问："两周岁时的你怎么叫爸爸？"陈经理不说话。

周老师："你妈妈说你爸爸很爱你，经常抱着你玩。"

陈经理："妈妈说，只要我有什么声音，爸爸再累也会过来看我。"

周老师感知爸爸，对陈经理说："我多么渴望照顾你，当听到你的哭声时。"

周老师突然模仿小孩子的哭声："哇，哇，哇，哇，哇，哇……"陈经理开始止不住地流泪哭泣。周老师引导陈经理，试着叫："爸爸，妈妈，哇，哇！我在这里，请你们看看我。爸爸，我在这里。"

陈经理像小孩一样微弱地说："爸爸，我在这里，请抱抱我。我好渴望你抱抱我。我还没有说爱你，你就走了，爸爸……"陈经理开始悲伤地痛哭起来。周老师拿起一个抱枕放在胸前，对她说我现在代表你的爸爸，并站起身到她旁边，陈经理立刻扑到爸爸的怀里不断大声地哭。爸爸弯着腰、低着头，以很无力的样子说道："虽然我没有力气，但是我还是想抱你。没事，哭出来吧。"爸爸用手抚摸女儿的脸。

周老师："请你把想对爸爸说的话告诉他。"

陈经理哭着喊："我多么希望有爸爸！我不想当没爸的孩子！"

爸爸："我也放不下你们啊，谢谢你活下来。"

周老师再次对陈经理说："说出来，说出你想对爸爸说的话。"

陈经理："爸爸，我没有辜负你的期待，我活下来了。"

爸爸："你做得很好，我看到了。"

陈经理继续说："我没有半路夭折，我活下来了。"

爸爸："我终于可以放心了。"

周老师退出爸爸代表，对案主说："深呼吸，把刚刚这个过程先沉淀一下。"陈经理闭上眼睛，沉静了好一会儿。

周老师："接下来我们来看到爸爸后面的爷爷、奶奶。奶奶很辛苦，为这个家牺牲，看看奶奶吧！"周老师引导陈经理对奶奶说："亲爱的奶奶，我是你的后代，当时妈妈把我们带走，你一定很难过。奶奶，对不起，我知道你一定很想念我们。我的身上流着你的血。亲爱的奶奶，请原谅我，我们活下来了，请你原谅我们。"陈经理说完这些话后，说道："我感觉奶奶放心了。"

周老师继续引导陈经理："虽然妈妈把你们带走，但是某些部分奶奶也会感谢妈妈让你们活下来。你觉得奶奶会想转过来谢谢妈妈吗？"陈经理点点头。接下来，周老师再让陈经理看爷爷，引导她说："亲爱的爷爷，我从来没有见过你，我是你的后代，我听妈妈说起过你，我相信你也一定是一个很有才华的人，才会把我爸爸培养成为很有修养、很有才华、很有品德的人，我会把从你身上传承的美好品德保持下去。"然后，周老师再让陈经理面对全体家人说："亲爱的家人们，我是你们的后代，我的身上流着你们的血，我也带着你们的力量，不管是热情理想还是脚踏实地，或者是很实际地为了存活，我身上带着这一切，我接受这一切。在我心里，我不再冲突。我知道这两种力量都可以让我活得更好，让我可以实现我想做的事。我接受来自爸爸和妈妈你们两个家族的这两股力量，我接受我身上感性和理性的力量。我接受我有理想、有热情的一面，也接受我务实的一面。我接受我自己。"

第四步"合"：扣回主题，内化过程，回家之后，行动建议。

周老师："现在看看两个自己，转过来。让两个自己靠近。这个为国为民、很有拯救者情结的你，给她一个称呼，比如'大炮'。还有这个内在想活出自己的务实的你，也给她一个称呼。"陈经理想了想后，说道："内在有理想的自己，叫作'大美'；而内在想活出自己的，叫作'小真'。"

周老师："好的，现在一手扶住大美，一手扶住小真。"接着引导陈经理对大美说："亲爱的大美，谢谢你，你让我看到不一样的世界，你让我觉得活着有意义、很光荣，可以为这个世界做一些事，你让我的人生更有成就感、价值感。"而对小真说："亲爱的小真，你具有务实精神和行动力。谢谢你这么真诚、真实地发脾气，我知道我有时候压抑我自己的情绪，但是你很真实，你帮助了我，你让我清晰，让我更有力量。你真实表达时，让我减轻了许多压力，你帮助我张弛有度，更加脚踏实地。我们要彼此合作，有时候听我的，让我们想要达成的都能够达成。"再对大美说："亲爱的大美，谢谢你带给我的一切，有时候我们还要多照顾自己，这样会让我们的路走得更远；有时候休息更会带来力量，让我们活得更平衡。"又对小真说："亲爱的小真，谢谢你，我会记住的，当我付出爱的时候，会有一些负担，不一定那么舒服，但是我们会获得另外一种成就，那也是好的，我们要一起合作。"

陈经理脸上散发出一种令人信任沉稳的感觉。接着，周老师问陈经理："你觉得项目会是什么感觉？"

陈经理："它很开心、很轻松。"

周老师："好，我们在这里告一段落。"

最后，周老师对陈经理说："你内在的状况越好，处理工作就会越顺利。而你的内在状况受到你家族系统影响很大。光今天我们就梳理了至少七八个系统动力，回去之后你要好好沉淀并且为他们做一些好事。接下来我们还要安排几次个案，一方面检视你回去做的功课，另外也要针对你们的公司系统，包括你与老板和同事们的互动，以及这个项目的发展做个案的呈现，看看哪些地方要多发挥、哪些地方要多留意、哪些关卡需要做改变，让你在决策和执行上心里更有数，以便可以一步一步地落实。"

陈经理："好的，谢谢你。"

【个案追踪】

陈经理后续安排了他们公司的个案咨询，针对人事互动以及项目的发展做梳理。我们陆陆续续掌握了陈经理及公司的进度消息，她告诉我们，她现在工作上很开心，觉得自己不像过去那么紧张了，更能够授权给她的部属去执行，而且现在项目进行得比预期更顺利。她很感谢我们对她的协助。

【案例解析】

这个案主为什么会排出爸爸和妈妈以及背后的两大家族呢？它是有来龙去脉可以去观察的。我们观察到什么呢？首先，她的两个自己是对立的。她用两只手同时拿两个人偶一起排，说明她的左右脑同样发达，她会感性思考，也会理性思考。这是优点，但也容易有所冲突。后来验证，她看到一些场景就会蒙，蒙的原因是两个自己在打架，产生了不平衡；或者是一个自己在压抑，另一个自己想突破，于是能量内耗。我们对案主的内在要有基本的概念，在做助人工作时，心里要有地图、有画面、有方向。这要如何办到？要仔细观察案主。观察这个人，他的神情长相，他呈现的线索，甚至是非常细微的动作，观察他如何排列人偶，然后我们可以向他验证，就可以知道判断的方向对不对。做排列不只是代表的移动，还要看到背后是对人性、对人的深层心理以及对系统动力的了解，这样做排列工作才不会偏向太神秘、太灵性、太能量化的一边。排列工作很多时候都需要有能落实的一面，生命五大法则中的事实法则要照顾到。你知道这个人为什么会变成现在这个样子，因为他有这样的经历，才会成为这样一个人。如果不调整，未来他的这个模式还会继续；但是如果调整了，就会不一样。

这个个案里至少有七八个系统动力：爸妈关系、爸爸早逝、爸爸为什么会生病、姥爷离开家、姥爷和姥姥的关系、妈妈和奶奶的关系、奶奶和爷爷的关系、爷爷的早逝等。如果我们只是针对一条线，其他动力还会影响她。这次我示范的一对一排列方法是，等我们全部了解之后，我让她在自己的位置去和亲人对话，这样就在不知不觉中解除了认同，帮助她回到自己，找到一个成熟的方式面对家族所发生的事，这是一种不同的一对一排列方式。这种做法要求在一开始收集家族信息的时候，排列师的记忆数据库要够大，如此要用时才可以拿得出来对话，拿出来后的效果也是不一样的。排列师也可以分成几个个案来进行，每次处理一到两个系统动力，这样也是可以的。

第 7 章

线上个案排列

现代网络科技越来越发达，许多的购物、会议、新闻、课程、咨询都是透过线上来完成，线上课程如同雨后春笋般出现，网络已经成为现代人生活中极为重要的生活方式和工作方式，而线上个案排列与咨询也将会成为未来的潮流。基于个案的需求，我们发展出一系列线上个案排列的方式，包括线上人偶排列、线上 APP 应用程序排列、线上代表排列等，可以服务到不同需求的人群。

由于线上个案排列对排列师的要求更加严格，因此对于有心想学习线上个案排列者，我会强烈建议参加一对一线上个案排列师专业训练，在训练课程里我们会有更详细的讲授以及在督导下做个案操作的训练，如此才能为案主提供更专业的协助。

一、线上个案排列的优点、限制及注意事项

（一）线上个案排列的优点

（1）可以节省时间，避免舟车劳顿。

（2）保有私人个案的私密性。

（3）尤其用人偶排列非常方便，代表的数量绝对够，并且具有明显的视觉效果。

（二）线上个案排列的限制及注意事项

（1）案主需要对系统排列有一些基本的认识。

（2）案主对排列师要有一定的信任。

（3）案主心中愿意透过线上个案的方式来面对其问题。

（4）线上个案若产生较激烈的情绪，因排列师不在现场，会存在一些情绪比较难以掌控的风险。因此在做线上个案时要尽量留意不要让案主陷入无法控制的情绪，更重要的是案主在做个案前必须先签署"个案声明书"，声明自己愿意为自己的情绪负责，保证不陷入难以控制的情绪。

（5）有些议题或有些人仍然适合线下面对面接触的个案，比如说创伤治疗等，这时候我会建议大家务必采用线下的个案来协助我们的案主。

二、线上个案排列适用范围

除上述特别提到情绪较难控制的人、创伤议题，或者一些需要比较多身体接触的议题外，所有一对一排列适用的议题皆可在线上个案排列中进行。包括：

（1）商业决策、企业管理、寻找解决方案、重大决定、人事调整、未来规划等。

（2）改善自身与事业和金钱的关系，探索生涯规划、工作与人际关系。

（3）建立融洽的家庭，改善两性、亲子关系。

三、线上个案排列实务——运用人偶的操作要点

（一）设备

计算机、手机或摄影机及三脚架，排列使用的咨询桌，以及形成场域的隔离空间。

（二）计算机软件

必须事先把软件下载到计算机上，并把手机摄影助理及案主都加为好友。

（三）个案事先准备事项

请案主填写个案咨询表，了解个案基本资料及议题。请案主了解预先准备事项（参见本书 57—58 页第 4 章中的"个案事先准备事项"），并且先画好企业组织架构或家族图，将上述资料上传给排列师。

（四）形成场域

（1）让排列咨询桌以及人偶各方面都准备好建立一个专注的空间。

（2）先打开计算机软件，发出邀请，将手机摄影助理加入视频会议当中。手机摄影助理必须设为静音，镜头对准人偶排列场域（见图 7–1）。

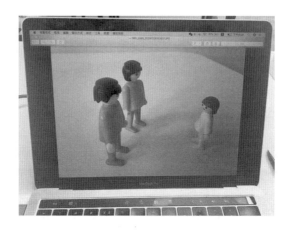

图 7-1　线上人偶排列计算机画面

（3）排列师与案主最好都使用耳机连接计算机，声音会比较清楚。

（4）建议案主在个案过程中使用计算机，避免用手机，这样屏幕画面比较大，临场感会比较好。

（5）要求案主必须事先找到一个可以专注、不受打扰的空间来进行个案。

（五）个案流程

邀请案主加入会议，个案排列开始，过程按照前面所教的一对一排列步骤："起""承""转""合"的顺序以及所要达到的任务来进行。

（六）拍下重要的排列画面

如图 7-2、7-3。

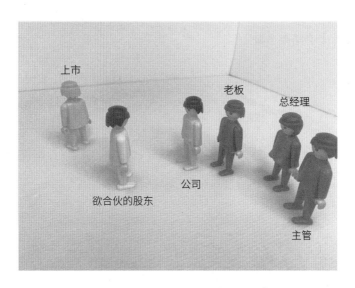

图 7-2　公司议题：线上人偶排列画面举例

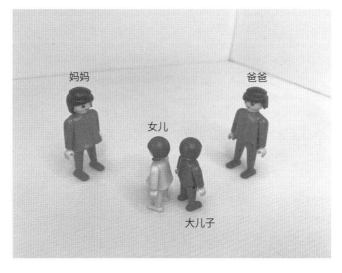

图 7-3　家庭议题：线上人偶排列画面举例

（七）结束个案

略。

（八）个案结束后工作

填写个案记录，给案主发送重要的排列画面。追踪案主后续状况。如果案主有需要，可以预约后续的咨询。

第 8 章

线上个案排列——
个案示范与解析

案例1 COVID-19疫情后事业的生存之道

【排列操作】

张经理是美国一家大型科技公司的业务经理，她的团队有十多个人，由于这次COVID-19疫情对他们的业绩影响很大，让她有许多担心，她在思考有哪些盲点以及要做什么改变。

张经理："周老师，你好！上次上了你的课真的受益良多。这次新冠肺炎疫情改变了很多东西，包括我在做的生意，还有团队的建设。这几个月，我也有很多想法，抱着担心和不知道要何去何从的感觉，非常不踏实。之前我所建立的商业模式也得有所改革。这次个案我想做一个探索，有什么我应该改变的或有没有什么地方被卡住了。"

周老师："寻找一个人偶代表你自己，两个人偶代表你所有的团队，还有一个人偶代表客户，或者说代表金钱，因为客户代表的就是你们主要的收入来源，是吗？"

张经理："是的。"张经理选择了白色人偶代表她自己，蓝色与红色人偶代表她的业务团队，黄色人偶代表客户。

周老师："现在你把他们排出来，你告诉我你想排的位置、谁跟谁站在哪里，然后你想站在哪里。"张经理非常仔细地请周老师按照她心中的想法把代表排列出来（图8-1）。因为是以视频的方式进行，周老师会跟张经理仔细核对她想要排的位置，让张经理确定所有人偶代表的距离远近、面对的方向，是否符合她心中此时此刻的准确感受。

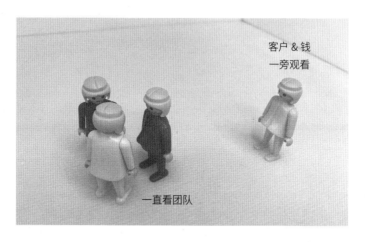

客户＆钱
一旁观看

一直看团队

图 8-1　案主最开始排列出的画面

　　周老师："你观察到了吗？你把代表你自己的白色人偶面对你两个团队代表的人偶，而且站得非常靠近，你真的很重视你的团队，甚至可以说你很爱你的团队。"

　　张经理："对呀，你这样讲我都要哭了，你太了解我了。"

　　周老师："你非常关心他们，你的团队也非常关心你，你们好像是一群很紧密的兄弟姐妹一样，就像一个大家庭。这是你自己排出来的，你把你们系统的深层信息呈现出来，让自己看见了。"

　　张经理："没想到是这样。"

　　周老师："而且你一直不断地跟他们说话。"

　　张经理笑了起来："对呀！我一直跟他们讲话。聊得很频繁，因为最近群组里人比较多，其实疫情发生后我们几乎每个晚上都会说话。"

　　周老师："我们看看这个客户。他对你们也很好奇的，想说这些人在这里做什么？但你非常专注于跟你的团队互动。客户看了一会儿没人理他，就渐渐转身了。"（图 8-2、8-3）

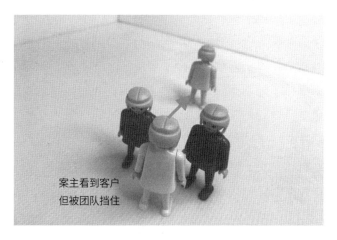

图 8-2　呈现动力：个案案主有看到客户，但被团队挡住

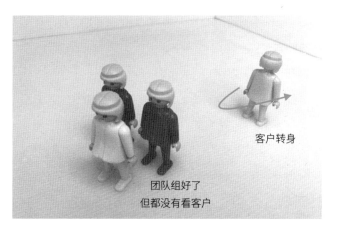

图 8-3　呈现动力：团队虽组好了，但都没有看客户。客户转过身了

张经理："对，我觉得要跟我团队里的每个人讲话，给每个人出口机会，有时候可能会忽略我的客户。好厉害，答对了。"

周老师："虽然你心里很爱你的客户，也爱你的金钱，可是因为你太专注于你团队的人，所以反而会阻碍你为你的客户服务。你的客户觉得奇怪，怎么他们不搭理我？久了他就没兴趣了。这就是你忽略的盲点。你不要等客户跑了才赶快去追。你可能太专注于处理团队这些人太多情感的纠结，你要稍微调整一下焦点。"

张经理："好。你觉得客户还会需要我吗？"

周老师："会。你有一种特别的吸引力，会把客户吸引过来，客户会转过来看你的，而且因为这样，你可以带动你的团队去看到客户。这才是你建立团队的最好方式。"张经理："我知道了。"

周老师："你要把你非常特殊的特质发挥出来，你可以吸引你的客户去跟他们互动，同时你要想办法训练你的团队也朝这个方向努力。"周老师一边说着，一边移动张经理的代表，让她站在团队成员的前方（图8-4）。

张经理："你是说团队的成员吗？"

周老师："对。你要向你的团队展现出来，你怎么去跟客户互动、你如何跟客户建立好的关系，而且你会跟客户做朋友。你跟客户当朋友，是很重要的一点。你让客户感受到这是我们的团队，你的团队也就会跟上来。而且你的客户也因为你而信任你的团队。你有感觉吗？"周老师一边说着，一边移动张经理和客户的代表，让张经理、团队成员和客户互动（图8-5）。

张经理："有。你好厉害。"

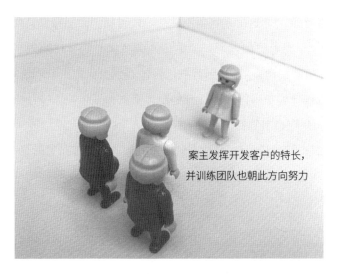

案主发挥开发客户的特长，
并训练团队也朝此方向努力

图 8-4　转化过程：个案案主要发挥开发客户的特长，
同时也要朝此方向训练团队

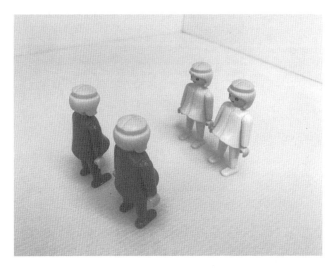

图 8-5　解决之道：给团队示范怎么跟客户互动，也让客户感受团队

周老师:"你这个人也闲不住,一段时间之后,另外又有新客户来了。"周老师加入了一个黄色人偶,作为新客户的代表(图8-6),接着说道,"你看到客户就好像看到会让你很开心的东西,你像磁铁一样被吸过去,而且客户也喜欢你,也被你吸过来。这个是你的天性特质。"张经理听完之后大笑。周老师继续说:"张经理,你有看到吗?所以在这个阶段,我们的焦点要稍微转换一下,从你只看到你的团队成员,转到发挥你的特质,然后带动你的团队成员朝客户这个方向。你有感觉吗?"张经理笑着回答:"有。"

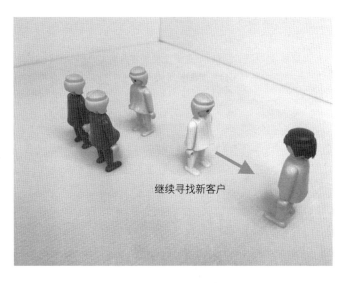

继续寻找新客户

图8-6　继续寻找新客户

周老师:"你发挥特质的同时,也让你的团队成员感受到你跟客户互动的吸引力量,这时他们可以在他们的位置上加以发挥,然后你不被局限在这里面,可以开拓更多的客户。"周老师又加入了新客户的代表（图 8-7），并说，"而你的团队也可以发挥这样的特质。这样有感觉吗？"

张经理："有，不用像现在，我一边要照顾好我的团队，一边还要专注我的客户，使得精力分散，对吗？"

周老师："对！你照顾团队的方式，不是让团队跟客户分开，你照顾团队的方式是要让团队跟你的客户有一个好的联结，让你的团队可以感受到原来你是这样看到客户的，有感觉吗？"

张经理："有。"

周老师一边感知，一边移动人偶（图 8-7）。

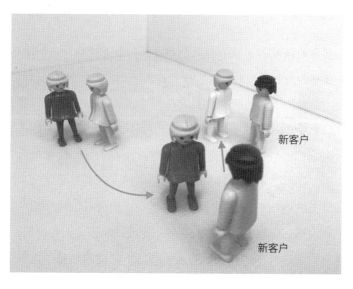

图 8-7　行动建议：照顾团队的方式就是让团队跟客户做一个好的联结

周老师："你看，如果以这种方式，他们和客户也会有很好的互动，可以获得客户的信任。我觉得你们的团队挺好的，因为你带领得很好。接着你可以去开发更多的客户，你的伙伴也跟你靠向客户。而你就可以在后面支持他们，同时又有新的客户。你的成员也会看到客户了，也懂得去看新客户了。这样清晰吗？刚刚一开始时，你们的团队是挤在一起的，对不对？"

张经理："有，比较清楚了。"

周老师："好。所以现在这个过程反而重新让你的团队有一个重要的内在调整、内在改革，你也可以把你最好的部分发挥出来。这样清晰吗？"

张经理："清楚，谢谢老师。"

【案例解析】

信息的接收与呈现来自两个部分，一个是观察，一个是感知。外在观察和内在感知的结合，便能产生洞见。

——海宁格

（1）我们每个人身上都带着我们系统的信息，还有过去集体的所有记忆，包括人生、家庭或工作。所有的这一切都携带在我们身上。因而当案主很认真专注地把她内在的信息呈现出来的时候，就把她内在的信息画面场域呈现在这个外在的场域里。如果我请其他案主来排上述个案，案主、她的团队、她的客户的位置，会排得跟刚才一模一样吗？答案是否定的。这表示每个人都可以呈现出自己所在的系统信息，而且每个人的信息画面都是不一样的。当案主呈现出其信息画面时，我们每个人都可以观察到这些位置、距离等所呈现出这个系统的重要信息。当案主很专注地把这些人偶代表排列出来时，他身上的这些系统信息就会灌注到这个场域里。人偶只是媒介之一，也可以用其他小物品或白纸。就好像我们在做团体系统排列时，是用人当代表，人是团体系统排列的媒介和信息接收器，去代表某人的爸爸妈妈、爷爷奶奶，只要这个人愿意把自己放空，都可以感受到这些信息。现在科学家已经研究出来，所有的信息其实都是相通的。同理，当案主专注地透过这些人偶把这些信息呈现出来，一位受过严格专业训练的排列师，在心够静、感知力够强的时候，一样可以感受到案主所灌注进去的场域信息。唯一不同的是，这些信息非常细致、非常精微，而人偶是不会自己移动的，所以排列师的心要很静才能够明确、深刻地去感知这些信息。透过感知的信息移动人偶，就好像我们实际的人做代表一样。接下来，外在观察和内在感知的结合，会产生有一些比较深层的洞见（insights），如同上述案主的反应。案主在系统里会产生自己的盲点，有许多东西是案主所没有办法觉察到的，而排列师是在这个系统以外的第三人。如果排列师的专业功力够高，他就能呈现出案主没有觉察到的信息，案主往往会惊讶地说"对！就是这样！"，或者惊讶地说"哇！我怎么没有想到可以这样做！"。这就是洞见显现出来的时候。排列师把案主的觉察带了出来，点破旧有的盲点模式。洞见显现出来时，会给案主及所有人一种清晰感、一种豁然开朗的感觉，案主就知道自己下一步该怎么做了。

（2）所有人在自己的工作团队里，或在自己的公司里，都有自己的盲点。所以成功的企业家都要能够跳出自己的公司，就像刚刚我们所做的一样，跳到一个比较高的位置去看到整体系统。这时候我们就不会聚焦于习惯的旧有思维与模式，太专注于手上做的事情，而忽略了整个大局，见树不见林。没有办法比较公平公正、比较客观地去看我们自己。但是当我们跳出来，我们就有机会从一个更深刻、更高维、更大的整体观来看，看到之后就有方向了，对未来就比较不会担心或无所适从了。我比喻这就像开车一样，以前塞车的时候，我们就只能在车子里干等，但我们现在有手机或 GPS 导航，用卫星画面呈现出目前的路况，这就是用一个更高更远的维度来看，我们就知道该走哪条路了。排列师的专业价值，就是帮助案主跳脱原本所在的系统位置，站到一个更整体的高度来看到这些更深层的信息，甚至激发出许多具有创意的洞见，支持案主面对当下的情况。包括 COVID-19 疫情发生也是一样，如果能善用系统排列帮助我们看到更整体的高度、看到系统的深层动力，我们就能更有觉知地调整事业系统、家庭系统的体质与动力，找出清晰的方向与步调，即使遇到疫情也能化危机为转机，更好地实现人生的理想。

案例 2　面对棘手的项目，该如何处理，以及如何选定下阶段的合作对象？

【排列操作】

陈董是一家科技及土地开发集团公司的负责人，五年前他的公司在海外中标了一个科技园区的造镇项目，买了地，也开始融资，但当地政府后来却要把这块地收回去。这几年谈判下来，当地政府并没有采取决定性的行动，加上这半年疫情的关系，双方的协商几乎停止了。陈董公司前后已经为这个项目投入庞大的资金，甚至影响到公司的现金流。

陈董的另一个问题是，另外有两个城市的政府机关都想与陈董公司合作开发科技园区，他想知道该怎么做比较好。

陈董："五年前我们中标了一个科技园区的造镇项目；去年当地政府觉得当时卖地的价格太低了，他们想拿回去做，我们也愿意卖给他们；今年政府回信说，我们可以谈判，他们可能不想我们完全撤资，要我们留在那边，与他们一起合作。对于政府来说，就是看到我们现在开始做得比较好了，他们自己想拿回去，这有点不合理，但是跟政府也没得说。"

周老师："你们投入了多少钱？"

陈董："我们投了一亿多美金，还有其他开销。"

周老师："政府想收回你们原来中标的项目，而你想知道怎么跟政府处理这个项目的问题吗？"

陈董："可能政府里面也有不同的想法，有些人愿意赶快处理，也有些人想拖延，等以后再说。目前想看看我这个项目怎么妥善处理。"

周老师："如果要处理这个项目，涉及哪些关键的人物？"

陈董："有三位部长都会直接影响这个项目的最终处理方式。"

周老师："找三个人偶代表这三位部长，一个人偶代表你们公司，一个人偶代表这个项目。按照你当下的直觉把他们的位置排出来。"周老师根据陈董仔细的指示，把这几个人偶的位置、面对方向以及彼此间的距离排出来（图8-8）。

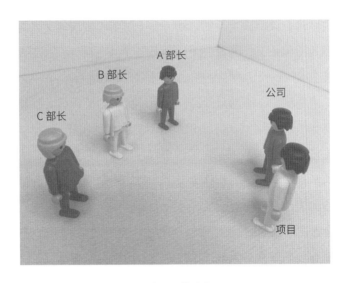

图 8-8　最开始排列出的画面

周老师："我们来感知一下你所呈现出来的场域信息。"周老师
将手扶着每一个人偶。公司站得稳定，有一点点向后退，项目晃
来晃去不稳定，最后坐下来。A 部长跟 B 部长不想看这一切，慢
慢转过身去。C 部长则看着这一切（图 8-9）。

周老师："我这样移动人偶，你有什么感觉？"

陈董："当这个项目坐下来的时候，我有一丝的失落感。"

周老师："对。你花了很多心力，希望打造一个科技园区小镇，
但刚刚整个场域的感觉有点拖延，好像没有一个最终的结果。这
个项目感觉好像没什么活力，就好像停滞在那里。"

陈董："对！你说得对，他们好像没有很积极地去做。你讲的
也是现状，本来几年前就要开工的，可是一直在拖，后来说要买
回去，也没有很积极地去做。"

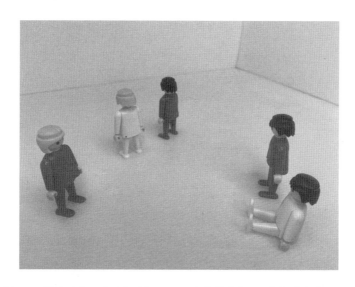

图 8-9 探索动力：项目坐下来，A、B 部长转过身，C 部长则看着这一切

周老师："这个项目没有结果，好像不死不活的，又好像死掉了一样。你们公司还算是比较稳定的。这三位部长里面有两个已经背对着，有些逃避的感觉，不愿意面对。只有 C 部长会朝这个方向看。"

陈董："对，之前都是这两个部长的决定。而 C 部长是刚上任的，他之前没有接触过这个项目，现在他是主管我们项目的部长。"

周老师："所以你看到 A 部长转过去了，他不想面对这个烫手山芋。B 部长也是一样。但 C 部长会去看，而且好像会拉着他们也要来面对，不能这样摆着。他是这个项目的主管了。"周老师一边说，一边摆弄人偶代表的姿势（图 8-10）。陈董回答："对！"

周老师："所以这很清楚能看到，你现在已经跟他们谈条件和价钱了，对不对？他们已经要收回去了，那也没有关系，但要从哪里切入？你现在看到了是要从主管的 C 部长。"

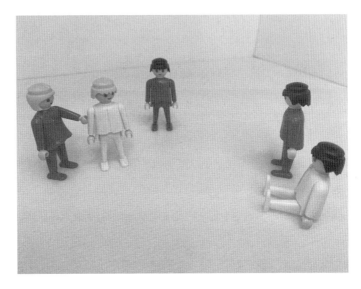

图 8–10　探索动力：C 部长会拉着 A、B 部长也要来面对

陈董："对，因为这两个部长已经做完决定，不关他们的事了。"

周老师："不关他们的事，但还是他们的事呀！只是他们不想看，但 C 部长会想办法必须让他们看。所以，你看到要从 C 部长切入。"

陈董："太对了！我还有盘算要拿多少钱，因为真的投了不少……"

周老师："我觉得你还有一个成本忘了算，现在不只是一亿、两亿美金而已，还有你押得更重更多的时间成本。"

陈董："是。"

周老师："对吧？你怎么算你的时间？陈董，你一个小时就可能不止几万美金了。"

陈董："我们损失五六个亿就对了，过去几年他们一直拖。"

周："对。重点是这两个，第一，他们就是拖着不想面对，但你现在清楚要从哪里下手。第二，谈多少就拿多少，我觉得有时候要干净利落。"

陈董："对，要干净利落。"

周老师："就这个部分来说，这个方案其实已经有一点没力气了，所以你不用在这边太恋战了。你要知道哪个是切入的人。现在你自己也看到了。好好对他，他可以是你的助力。这部分清晰了吗？"

陈董："非常清晰！这个 C 部长这样摆了，我就更加坚定了。因为，我之前对这两个部长还有一点幻想，觉得他们可能把项目重新找回来。但你这样一分析也对，因为项目对他们两个也是麻烦了。反而，C 部长现在不面对不行，而且他没反对过我们的项目。但项目不可能按原方案继续做下去，因为政府既然曾反对过，就很难重新按原方案再做，这个我也知道。所以，我要果断地跟他们谈一个条件，就把精力投到那些邀请我去做的城市，不用跟他们缠那块地了。"

周老师："对，这个是重点。我要为你鼓掌一下，太厉害了，你有很清晰的思维，你很有整体系统观，一下就看到未来。要不然你把时间精力花在这上面，你的人生比这几亿美金更有价值，对不对？"

周老师："这部分好了之后，再来是你刚才说还有两个市政府很有兴趣跟你们谈合作？"

陈董："因为我们这个项目蛮知名的，很多地区的市政府都想要，他们纷纷找我们，想把这个项目落实到他们市的土地上。目前有两个市政府跟我们走得很密切，一个是 X 市政府，一个是 Y 市政府。我们在未来半年内，可能就能选定其中一个。"

周老师："接下来，我们快速地挑两个颜色的人偶代表 X 市政府和 Y 市政府，代表公司的人偶还留着。你想把它们排在什么位置？你自己决定。"根据陈董的要求，人偶的位置排列如图 8–11。

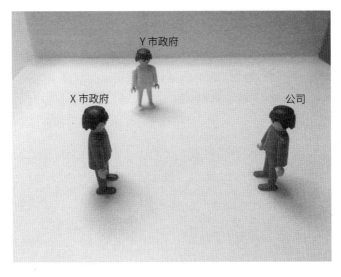

图 8–11　最开始排列出的画面

周老师："好，我们一起来感知你所排列出来的场域。"（图 8–12）

周老师："我觉得你们公司还是蛮稳的。"

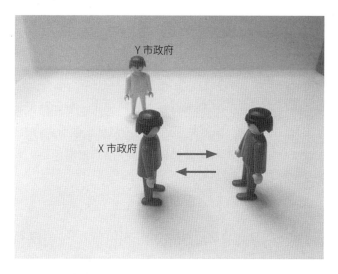

图8-12 探索动力：公司跟 X 市政府互动，一前一后像在跳舞

陈董："对，我们的投资人跟所有合作方都还在。"

周老师："公司跟这个 X 市政府，感觉你们是在跳舞，不过这个跳舞很有意思，其实他很想靠近，但如果你给他太多，他就会往后一些；但你稍微在这里不动，等他一下，他就想往前。这样你有什么感觉？"

陈董："非常像。"

周老师："所以你要跟这两个市政府合作的话，可以先选择 X 市，因为 Y 市在观望。"

陈董："我们跟他们刚谈了还不到一个月。"

周老师："对，他就是观望。如果你跟 X 市谈成功的话，他应该会靠过来。你要先让 Y 市观望，然后不时把信息让他们知道，说你们跟 X 市谈得越来越不错了。他会观望，他会从 X 市这里知道跟你合作的结果。如果好的话，他会靠过来。他还蛮小心的，有一点迂回前进。"

陈董："X 市政府是他们的市长亲自来找我的。"

周老师："对，所以让他来找你，你就赢了；你去找他，他会觉得有压力，往后退。你就在那边等他，然后让他看见你在那里。如果你要去找他，你也是要很缓慢的，让他觉得很安全，然后他就会靠近。他被你们吸引了。"

陈董："好。"

周老师："一旦 X 市成功的话，Y 市就会靠过来。"（图 8–13）

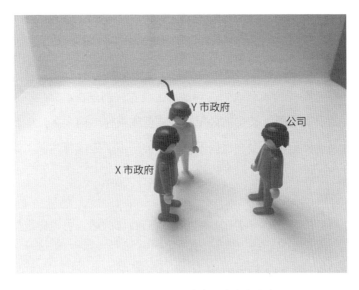

图 8–13　呈现动力：未来可能发生的事

陈董："我这个项目同时在这两个城市进行都没问题。这两个市加起来有一百万人口。对，太好了，这样清晰了。我还没想到可以这样做的。"

周老师："好，祝福你了。我们到这边告一段落。后续有什么需要帮忙的话，可以来找我们。好吧？恭喜你了。"

陈董："好的，谢谢！"

【案例解析】

有句话说："当局者迷，旁观者清。"一位企业家一段时间必须脱离所在的位置，来到一个能够看到整体的高度的位置，这样才能有通盘的考虑，知道下一步该怎么做；当知道该怎么做之后，再回到所在的位置，这样才能清晰地知道要努力的方向。这是每位企业家必须要养成的修为。它是一种内在心灵的锻炼。著名的苹果公司创始人乔布斯以及日本知名企业家稻盛和夫都要求自己有这样的修为与锻炼。而这就是系统排列能带给人们非常有价值的地方，它能支持每位案主、每位企业家提高维度看到整体系统的动力。只有提高维度，才能看到未来可能发展的方向，才能放下焦虑和不确定感，并在当下采取最好的决定与行动。透过这些信息，我们就可以决定要把我们的时间、精力、金钱，以及最关键的是我们的人生，花在什么上面。人们不是说要把钱花在刀刃上面吗？我说不只是钱，更重要的是我们每个人的生命，要把时间花在刀刃上。如果一拖五年、八年、十年，人生最宝贵的、赚不回来的生命就在这上面漏掉了。刚刚陈董这个案例给了我们很重要的启发。

还有，刚刚这个过程很令人感到震撼，是不是？这就是全息场域的现象运用。因为我们每个人身上都带着我们系统的全部信息，当案主非常专注地透过人偶建立他的系统场域时，他就把他身上所带的全部信息灌入到这个排列场域里。与此同时，当排列师有一定程度的静心功夫，当他能真正静下来的时候，就可以感受到这些场域的系统动力。在团体的系统排列里，我们是用实际的真人做代表来感知这些信息，在一对一排列的场域里，如果我们能静下来，其实就好像用实际真人做代表一样可以感知到。但一对一系统排列，尤其线上人偶排列，对排列师的静心程度以及专业素质的要求是更高的，所以有心想学习这门学问与方法的人，必须在静心与成长上扎扎实实地下功夫。不仅如此，更重要的是，这些方法是要服务背后的精神，也就是宇宙生命运作的规律——"道"。当我们心中能领悟生命运作的法则，我们小心谨慎、有觉知地遵循着整体生命的法则来助人，同时也支持案主们遵循生命的法则来行动，这时候我们才能真正成为生命的通道，透过助人工作为生命服务。

第 9 章

一对一色纸与白纸排列

　　一对一排列还有一种方式是用色纸或白纸（图9-1）为工具来进行个案。小人偶排列时，排列师要去感知人偶。一对一色纸排列则是由排列师一个人来感知所有角色。

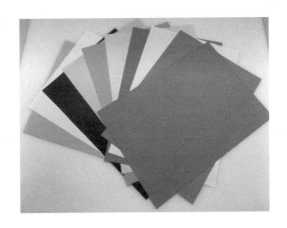

图9-1　色纸

　　色纸或白纸排列比较像团体的系统排列，不一样的是，团体的系统排列有很多人担任角色代表，色纸排列则由排列师一人来担任所有角色代表，色纸或白纸只是用来标明排列的位置。

一、色纸与白纸排列操作要点与注意事项

　　（1）当案主设定排列师担任某一个代表角色时，如同团体排列，排列师就可以立刻去感知这个代表的感受。这时候手中拿的色纸或白纸是用来设定位置的，当排列师感受完那个代表的感受后，就把色纸或白纸放在所站的位置上，作为位置的一个标记。

最后，排列师就可以透过这些色纸或白纸的位置看出系统中每个角色所在的位置，进而可以探索系统动力。

（2）色纸和白纸操作的区别：两者区别不大，色纸是以不同颜色来区分角色；白纸则是要在上面写上不同角色的称谓。一般都是使用 A4 大小的纸。

（3）色纸和白纸排列操作的好处：排列师可以"亲身体会"所有角色的感受，很快就能掌握所有角色的信息。当排列师和案主做完开始的会谈后，便请案主选择相关的角色。若案主选择一张色纸代表爸爸，排列师就拿着代表爸爸的色纸，让案主扶着排列师的肩膀给爸爸一个位置，如同团体的系统排列一样，排列师就代表爸爸去感知爸爸的感觉，包括身体的感觉、心里的感受以及头脑的想法，比如身体有哪里不舒服，想要蹲下来，心里面的感受是什么样，等等。排列师把它说出来，报告给案主。然后把色纸放在排列师所站的位置并做标记。接着继续感知下一个代表，比如是妈妈，一样让案主扶着排列师的肩膀给妈妈一个位置。也许此时排列师可能感受到妈妈想要关心爸爸，有一个推动的力量让排列师想要朝向爸爸的方向走，想要到爸爸旁边去帮助他，希望他可以站起来。排列师将回馈报告给案主听。若是妈妈没有特别的移动时，就把色纸放在地上定下位置来。接着进行下一个，比如代表孩子，站到案主排的位置去感受，用符合角色的话语、合适的语调来回馈给案主。用色纸排列时，排列师可以体验这个系统里所有人的深层感受，这非常有助于探索系统动力，等到系统动力的画面呈现出来后，就可以朝向这个系统需要的解决之道。也许需要做一些对话、鞠躬、拥抱或和解等，这个时候就要请案主亲自上场，站在自己的角色上进行发现解决之道的过程。

二、色纸与白纸排列操作步骤

（1）案主阐述议题，排列师和案主就目标达成共识。

（2）排列师根据议题选择色纸或白纸代表所需的角色。

（3）案主扶着排列师的肩膀，推动排列师走到场域中（图9-2），按照自己的感觉给代表角色一个位置。排列师感受每个代表，并且把它报告出来，然后将色纸摆放在所站的位置。

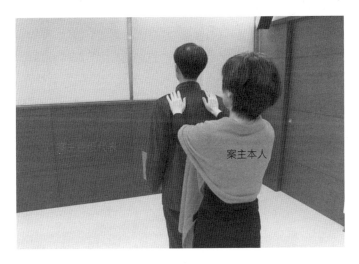

图 9-2　案主推动排列师到场域中，排列代表的位置

（4）排列师和案主共同探索动力方向，可以用色纸或白纸增加代表的角色。当代表有增减的时候，排列师可以依次重新站在每一张纸上感受代表因角色增减所带来的变化，不管是情绪感受

还是想移动的方向，用第一人称的方式表达出来，回馈给案主。例如：孩子的代表说："当爷爷的代表加入时，我想要靠近他。"

（5）几次来回感知、回馈询问、交叉验证与呈现系统动力之后，来到"转化"阶段找出解决之道。在适当的时候，案主自己上场，排列师支持案主面对场域，并开始一些解决之道的对话或动作移动。

（6）最后排列师要扣回议题，若需要时可建议后续落实方式，并结束此次排列。

三、色纸与白纸排列操作重点指引

（1）排列师能够放空自己、保持中立，且准确体会每个角色的感受，切忌用自己的意图、想法干扰感受。

（2）排列师感受代表时，角色切换要明确快速，并描述、报告出来让案主听到。

（3）排列师描述代表感受时要用第一人称："我……""我觉得……""我想要……""我的身体感到……"还要注意语音语调，尽量不要跳脱代表的感受来表达。但当你回到排列师的身份跟案主说话时，就要用一位排列师的专业语气说话，让案主可以区分你现在是代表角色的回馈，还是以排列师的身份跟他说话。所以你要特别留意用不同的声调、语气让案主可以清楚区分。

（4）排列师在移动的过程中，需增加新的代表或说一些话的时候，要站到其他角色的位置去感受他的变化，可以多次交叉验证各个角色代表的感受。每次增加新的代表后要再去感受一下，这样你就会知道动力的变化在哪里。

（5）用色纸或白纸做一对一排列时，因为是一个人分饰多角，要特别留意，不要好像是自己在演戏一样。焦点还是要放在如何更有力量帮到案主，方法只是一个媒介。

（6）排列师不是要去改变案主的命运，而是帮助案主更有力量面对问题，承担起自己的责任，更有智慧地去处理当下所遇到的议题，回归序位，支援案主领悟并朝向生命五大法则。

（7）色纸或白纸可以用拖鞋替代、延伸，也就是用不同的拖鞋代表不同的角色。排列师穿上不同的拖鞋去感知不同角色的感受，然后用拖鞋去标明位置与方向。其他的操作过程与色纸或白纸一样。

（8）角色数量最多限制在六七个以内，否则代表角色太多容易造成混淆。

第 10 章

色纸排列——
个案示范与解析

案例1 为什么我的生命没有动力？

如静看起来人如其名，从容沉静，但是眉宇间却有着淡淡的忧伤。

【排列操作】

第一步"起"：建立关系，厘清问题，收集信息，达成共识。

周老师："什么议题？"

如静："我发现自己走不动了，做什么都没劲。我想往前走，但是走不动。"

周老师："是什么阻碍了你？"

如静："自己阻碍了自己。"

周老师："那是什么样的感受？"

如静："如果继续往前走，我负不起这个责任。"

周老师："比如什么？"

如静："比如要办读书会，我不想开始，不敢开始。"

周老师："生活中还有哪些类似的事情是你不敢开头，害怕和恐惧的？"

如静："平时，自己想说的话也不敢说。"

周老师："说了会怎么样？"

如静："说了会把好好的东西破坏掉。"

周老师："只会发生不好的事吗？"

如静："我不知道。"

周老师："有些话、有些事你不敢说、不敢做，你印象最深的是什么？你曾经说过或做过什么，导致了不好的事情发生？"

如静沉默很久、思考很久才说："想不起来。"又说，"我从小就不想说话。对父母也没有什么要求。"

周老师："你是怎么长大的？"

如静："我是看着父母长大的。"

周老师："是不是你看着父母，他们就自动喂你东西吃，帮你换尿布了？"

如静："就是，我心里有什么需求，他们就来满足我。"

周老师笑了笑，说道："你的心想事成的能力很强大，那你什么都不用做，事情自己就完成了，好羡慕你有这样的能力！我想问你，当你有需要时，你会用什么样的方式去表达？比如，你需要爸妈帮忙时。"

如静："十岁之前我没有记忆。十岁之后我就自己搞定，没有饭就不吃了。我妈说我小时候像猫一样，吃得很少。"

周老师："你想往前走吗？你想达到的目标是什么？"

如静："我想往前走。我想得到一些力量往前走。"

周老师："那你希望有了力量达成什么目标？"

如静："有事就会积极主动地去做。"

周老师："所以，你今天也要积极主动，否则我也推不动你。具体来说，你想做什么事？"

如静："就是对自己的理想，能更坚定地往前走。"

周老师："你的理想，具体来说是什么呢？"

如静："我想在家庭和理想之间有个平衡。"

老师："你想要实现的理想是什么？你平时在家什么都不做吗？"

如静："我在家会很努力地照顾孩子，煮饭给他们吃。"

周老师："如果你先生给你更多的支持，你会更有动力吗？"

如静："是的。"

周老师："那么，如果先生或周围的人能够支持你，你就会有力量？"

如静："他们本来就很支持我，我好像需要的不是那部分。"

周老师："那我们从具体的事情开始。你想做哪一件事情，我们才能继续往前走？"

如静："我想开展读书会，十个人，都是我的闺蜜。"

周老师："这件事情就代表了你愿意去做的一件事情。我们试着在这个课程结束后就开展读书会，等你接下来要有行动时，我们再继续你的个案工作，好吗？"

如静："好的。"

于是个案先暂停，等待案主开始有所行动时，再继续做排列。如静在这两天课程的晚上，就开始规划她的读书会，并且联络了一些人。

第二步"承"：选择代表，探索动力，询问历史，揭露真相。

第三天上午，周老师请如静再坐到案主的位置，继续之前暂停的工作。周老师让如静选代表，向她说道："选一张纸代表你的目标，再选一张纸代表你自己。"于是，如静选了一张红色的纸代表自己，选了一张蓝色的纸代表目标。

周老师："你今年多大？"

如静："四十一岁。"

周老师:"你有几个孩子?"

如静:"两个,一个十四岁,一个两岁半。"

周老师:"你出来上课时,谁帮你带孩子?"

如静:"先生。"

周老师:"先生很好,等一下把先生也加进来。"接下来,周老师向如静说道:"现在我代表你。"周老师手里拿着红色的纸,如静把手放在他的肩膀上,推着他放了一个位置(图10-1)。

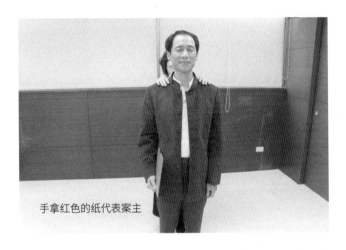

手拿红色的纸代表案主

图10-1　排列师手拿红色的纸代表案主,案主双手推着排列师的肩膀排出位置
　　　　(为保护当事人隐私,以下部分图以示意图表示)

周老师感受了一会儿后,回馈道:"当你把手放在我肩膀上,我很开心,我想笑,但是又不能表达出来,好像只能暗自微笑。我和自己在一起很平静。我眼睛动来动去,看着周围的事物,亮的东西比较吸引我,没有特别的感觉,就很平静。是这样吗?"如静点头。接下来,周老师脱离这个代表,说道:"现在我代表你的

目标。给我一个位置。"于是，如静推着周老师，先是离自己的代表很远，然后又转身，慢慢靠近自己的代表，推来推去，过了一会儿才停下来。

周老师感受后，回馈道："我闭着眼睛，我觉得自己很舒服，你推来推去，我感觉很好，我喜欢别人拥抱着我，我现在是半睡眠状态。"说完后，周老师脱离代表，说道："现在我代表先生。"如静推着周老师放在和自己的色纸很近的位置上。周老师感受后回馈说："离得太近了，我不舒服，我觉得想往旁边移动一点会比较舒服。"（图10-2）说完及移动后，周老师脱离先生代表，以排列师的身份问如静："你听到他们的回馈，你的感觉是什么？"

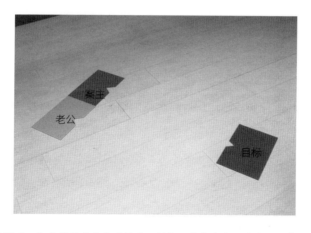

图10-2　红色纸代表案主的位置，绿色纸代表先生，蓝色纸代表目标

如静："我想他们自己走，不想推他们，给他们位置。我把先生排得近，我也不舒服。"

周老师："为什么会这样？好像你有这种需要，你渴望靠近先生。你的目标就像一个小孩。"

周老师接下来又问如静:"我问你一些关于孩子的事,你生了几个孩子?"

如静:"头一胎孩子堕胎了,是结婚之前怀孕的,那时候我年龄也小,就把孩子拿掉了。"

周老师:"你的兄弟姐妹有没有没有活下来的?"如静:"我爸妈没有堕胎的孩子。"

周老师:"你的叔叔、伯伯、姑姑、舅舅、阿姨,有没有没有活下来的?"

如静:"我爷爷、奶奶有十个孩子,只有四个活下来。有个伯伯去世得很早,差不多在我妈妈去世的那个时候就去世了。"

周老师:"你妈妈去世时,你几岁?"

如静:"十岁。"

周老师:"她怎么去世的?"

如静:"生病。去医院没有检查出病因。"

周老师:"我记得我们上次和你做过'完成和妈妈中断的联结IROM'①,这对你是很重要的过程,你要在这部分加深它的影响,

---

① 完成和妈妈中断的联结(IROM, interrupted reaching-out movement):每个孩子出生后想要接近的第一个目标就是妈妈,若因为工作、生病、死亡等种种原因,妈妈无法照顾年幼的孩子,让孩子有早年与妈妈分离的经验,会导致孩子想接近妈妈的目标没有达成,在长大后往往在接近事业的目标时容易触发孩童时期的挫败感,而表现出犹疑和退缩,也常常影响人际关系和亲密关系。完成中断联结可以帮助案主用新的经验感取代原有的挫败感,能够帮助案主迈向成功的目标,建立较亲密的关系。具体操作方式请参考周鼎文,《家族系统排列:核心原理与实务》,心灵工坊出版,2020 年。

有机会还可以再做一次，好吗？我们不在这方面继续，这次我们从家族系统动力方面来支持你，尤其感觉跟家族中的'孩子'有关，好吗？"

如静："好！"

周老师："你说你奶奶生了十个孩子，只有四个活下来，她当时一定很辛苦，没有办法照顾那么多孩子。你爸爸怎么样？"

如静："爸爸现在是老人失智，记不起东西了。"

周老师："你妈妈那边呢？她有夭折的兄弟姐妹吗？"

如静："有。"

周老师第二次站在代表案主自己的色纸上，再次确认感受，回馈给如静："我看着目标就像看着孩子一样。"周老师让如静找出爸爸家、妈妈家没有活下来的孩子代表，各用一张色纸代替。如静先找出爸爸家没有活下来的孩子代表，她排的位置是叠加在她的目标上面（图 10-3）。

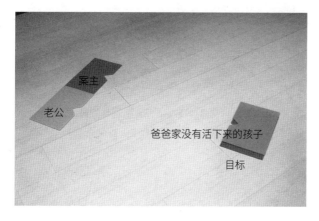

图 10-3　案主把爸爸家没有活下来的孩子代表色纸叠加在目标上面

周老师对学员说："你们看她所排的位置是不是很特别？"周老师站上去感受后回馈："我觉得很好。"

周老师再让如静找妈妈家没有活下来的孩子代表，让她给排出位置，如静排的位置还是在目标上面。周老师站在上面感受后回馈："我觉得有点挤。"周老师让如静以白纸作为堕胎孩子的代表，并让她扶着自己的肩膀排出堕胎孩子的位置，是在如静和先生面前很近的位置（图 10–4）。

周老师感受后回馈："我感觉很舒服，我喜欢你这样抱着我。和'目标'的感觉一样。我喜欢你这样抱着我。"

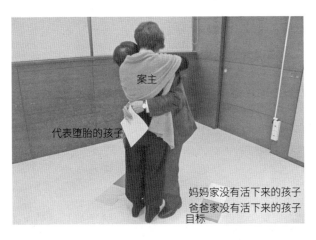

图 10–4　白纸代表堕胎的孩子，案主扶着排列师排的位置
是在自己和先生面前很近的地方

如静情绪激动起来，抱住周老师所代表的堕胎孩子开始哭泣（图 10–5）。周老师代表孩子说："我喜欢你一直抱着我，很舒服，我原来睁不开眼睛，现在我觉得可以睁开眼睛，我好像醒来了，

好像从昏昏睡睡中醒来了。"

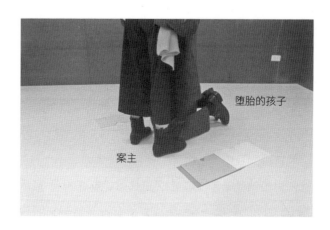

图 10-5　案主情绪激动，抱住排列师所代表的堕胎孩子哭泣

第三步"转"：寻找解决之道，表达情感，回归序位的爱。

周老师脱离出代表角色，以排列师的身份对如静说："你告诉你的孩子，我是你的妈妈。"

如静："安安，我是你的妈妈，妈妈爱你。"

周老师又代表孩子说："我感觉你抱着我，眼睛开始亮，有些长大的感觉。我很开心看到你。谢谢你陪我，陪我这么久。我可以看到你了，我现在好像长大了。我感觉很热。"

第四步"合"：扣回主题，内化过程，回家之后，行动建议。

周老师脱离代表，告诉如静："安安这个孩子，需要一点时间长大。这和你的目标感觉是一致的。这是你的第一个孩子，你爱他，他也爱你。他喜欢被拥抱，这是小孩的感受。你的目标也像宝宝一样，需要一些时间长大。你的爱很有活力，会让他睁开眼睛。你的目标就像你的孩子一样，长大了。你有足够的爱，但是不要太多、太热，他受不了。放下你的歉疚感，你的心里有他，为他做一些事，但不要一直抱着不放。你已经为堕胎孩子做了六年的功课，可以放下了，不用一辈子去做。时间太久，生命的能量就会漏掉了。"

周老师告诉如静："我们犯的错，不要抱着一辈子。我们面对堕胎的孩子之后，用一份爱为他们做一些事，然后过一段时间后就放下。他自由，我们也自由了。"

周老师再去感受如静，说道："这样感觉挺好的。"最后，如静自己站到自己的位置上，环顾家族里所有没有活下来的孩子，她对他们说："亲爱的孩子们，你们在我心里都有一个位置，我会为你们做一些有纪念意义的事。"又对她自己堕胎的孩子说，"安安，妈妈不再陪你了，妈妈要去做自己的事情了，再见了，我爱你，祝福你。"如静平静地放下堕胎的孩子。

然后她转过身，开心地对大家说："我好热啊！我有力量了。我要读书给你们听了。"

【个案追踪】

接下来，如静如愿地开了读书会，她越读越有自信，越分享越能表达自己。从一场、两场读书会开始，变成后来定期举办读书会，她终于成功地达到她的目标、实现她的理想了。我们为她感到非常开心，这些年的陪伴终于没有白费。

【案例解析】

（1）有几种个案不好做，其中一种是案主生命没有动力，要排列师帮她。在这种个案中，如果案主说不出自己想要什么，排列师想要帮他就会很费劲，而且需要用到自己的力气，也会碰上案主以后还会不出力的情况。如果案主自己的力量使不出来，排列师变成帮他解决问题，反而容易造成案主的依赖。做这样的个案就好比打太极拳，只要对手出一点力，排列师就可以借力。所以，必须把案主的力量激发出来，哪怕只是一点点。就像揉面团一样，只要一点点酵母就可以发成一大块面团。如果案主一直说他没有力量，排列师就会掉入他的感受世界。在他的世界里，排列师没有立足之地，排列师会在他的控制之下使不出力。我们不要陷在案主的感受里工作，因为感受会来来去去，你也会出不来。这就是为什么在上述的案例里，一开始我一直要询问"具体"的事情，并且要她采取一点行动，我们才继续往下走，重点就是要把她自己的力量引发出来。

（2）案主觉得生命没有动力，最常见的原因是小时候跟母亲的联结中断，想要朝向母亲的动力因中断而受挫，造成长大之后因为害怕这种挫折而不敢积极追求自己的目标，或者行动力会偏弱。如此恶性循环，久而久之便觉得生命没有动力。这个部分上述案主也有，所以我和她曾经在这部分做了一些工作，而我也要案主继续加强这个部分。第二个常见原因是认同了或放不下一些夭折或没有长大的婴孩。在上述的案例里，当我站在代表"目标"的色纸上时，很明显感觉"目标"像小孩，所以我决定往第二个原因的方向进行，我询问了家族里所有有关没能活下来的孩子的事情。当我们请案主排出这些夭折孩子代表的位置时，她竟然把他们叠加在"目标"上面。当我去感受那些夭折孩子代表的感受时，感觉又和代表"目标"的感觉是一样的。经过这样的交叉验证后，接下来就确定要在孩子这个方面工作。这是此个案的重点。这就是色纸操作的好处，排列师可以明确地去感受所有角色的感受，非常有助于寻找解决之道。

（3）在用色纸操作的个案中，排列师要代表所有的角色，在各种角色和排列师角色之间要有很快、很好的转换。每次角色转换时，排列师要明确告诉案主自己现在做的是哪个代表，还要注意回馈感受时不同角色的语音语调。

案例2　胸闷、心纠结，为什么我不能让自己的心安住？

来自新加坡的嘉玲三十多岁，是个工作尽责的董事长特别助理，同时也是一位美丽温柔的女士。她说她的心很纠结，胸闷，有些贫血，在现实生活中总觉得找不到自己。

【排列操作】

第一步"起"：建立关系，厘清问题，收集信息，达成共识。

周老师："纠结的心会影响到身体、心脏，因为心脏负责运输血液到全身。为什么会这样？往往是我们的盲点所致。你的身体如果有些反应，就要去觉察，看看这些信号要给你什么提醒。透过这一扇门，去看到自己内心深处需要看到的。你是什么情况？"

嘉玲："我觉得工作上不够专心，造成了一些状况，总是感觉找不到自己。还总是和妈妈有冲突。"

周老师："什么叫找不到自己？"

嘉玲："要做事情，但是不能安住自己。"

周老师再次确认："你说的'找不到自己'和"不能安住自己'好像不是一回事，你可以再具体说一下吗？"

嘉玲想了想，说道："好像是想要做好一件事情，但没有办法定下来。"

周老师："你的'找不到自己'的意思是'找不到让自己安定下来的力量，让自己在当下专心做当下要做的事情'吗？"

嘉玲点点头。

周老师又说："这个澄清很重要，因为'找不到自己'有很多解释，一定要澄清到底是怎样的一种感觉。感觉你是'想要让自己定下来，面对自己当下想做的事'。这是你要的感觉吗？"

嘉玲："是的。"

周老师："在你现在的生活里，关于谁或是什么事情，让你会有找不到自己的明显的表现？"

嘉玲："在任何状态都是这个样子。我觉得有这样的状态，是与我和先生离婚有关。很长时间，我就在那样的状态里无法抽离出来。我们的状况是，结婚九个月时，他就有外遇了；两年后他搬出去，我待在公婆家住；后来他把我们的小孩也带走了，我虽然还在公婆家住，但我看不到孩子。"

周老师："为什么你不离开公婆家呢？"

嘉玲："因为我不想离婚。如果我搬出去，别人会说是我先离开家。后来我也想通了，觉得这样在公婆家里很奇怪。我不搬离公婆家还有一个原因是，我的爸妈还在世，爸爸说'你结了婚就不应该离开'。后来爸爸因癌症去世了，妈妈说'你就回来和我一起住'，我才搬回家。"

周老师："你这样讲，好像你一直遵循家里的要求，是因为不想让爸爸丢脸，想要维护你们家庭的价值观念——女人就应该怎么样，离婚是不好的事情。你被外在的一些东西束缚了，你有感觉吗？"

嘉玲点点头："是的。我在工作上，别人也说我是一个带着框架的人。"

周老师："你在公婆家住那么久，也很委屈自己。"

嘉玲："是的，我在那个状态待了那么久，整个状态都很糟糕，所以对任何事情都会是那种状况。"

周老师："你对爸爸的爱的方式让你困在里面，这是很大的困境，所以你才会做这样的选择。"

嘉玲："我怨自己和爸爸关系不是很好。爸爸过世之后，我想消除这种影响，可是一直没有办法亲近，好像找不到他。"

周老师："如果你爸爸当初同意，你会搬离公婆家吗？"

嘉玲："会。但我也没地方可去，我只能回家。"

周老师："你没有办法自己一个人住吗？你多大了？"

嘉玲："三十五岁了。"

周老师："你的岁数也不小了。"

周老师："这个家族好像有很多的束缚，我们从爸爸这条线开始。"周老师对嘉玲说，"你准备好要面对自己的心了吗？"

嘉玲："我一直在找。我不知道如何让自己的心打开、去爱自己。"

周老师："所以，你要有一个意愿，好吗？即使你违背了对这个家的忠诚，你也要有勇气面对，可以吗？"嘉玲点点头。

第二步"承"：选择代表，探索动力，询问历史，揭露真相。

周老师拿出一叠色纸，向嘉玲说道："现在从这些色纸中，各找一张纸作为你自己、你的心、你爸爸的代表。"嘉玲找出一张红色纸代表自己，黄色纸代表心，青色纸代表爸爸。

周老师："现在，请根据自己的直觉，排出他们的位置。三个人的距离远近、面对方向，都根据你心里的感觉来排。你想先排谁？"

嘉玲："自己。"

周老师："现在我代表你。"周老师拿着那张代表嘉玲自己的红纸，让嘉玲扶着他的肩膀在课室里排出一个位置。接下来，周老师把代表嘉玲的感觉说出来："我一直把自己的眼睛闭起来，头是缩的，眼睛越闭越用力，好像不想去看一些事情，身体是缩的，眼睛是紧闭的。"

嘉玲上前看周老师代表的自己的样子。周老师代表嘉玲说道："我脸上很紧，挤在一起。低着头，侧着身，很难受的样子。"（图10-6）说完后周老师回到椅子上，问嘉玲的感觉。嘉玲说："这就是我的状态。我的心不在了。"

周老师："好，我们去找回你的心。"他拿着代表嘉玲的心的色纸，而嘉玲扶住周老师的肩膀说道："请你代表我的心。"周老师就代表嘉玲的心去感受，呈现出身体开始弯腰、低头、跪在地上，最后倒在地上说："我觉得快不能呼吸了，整个人被吸到地里面了，我虚弱得难以承受，眼睛不想睁开。"

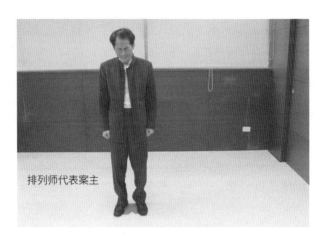

排列师代表案主

图 10-6　排列师代表案主，把案主的感受呈现出来

（为保护当事人隐私，以下部分图以示意图表示）

　　然后，周老师起身回到座位，以排列师的身份对嘉玲说："很辛苦啊！如果你这样下去，肯定会很不快乐。心的状况也会很受影响，你的心是在看着你的。"周老师问嘉玲："你的爸爸是怎么过世的？"

　　嘉玲："我忘记了是肺癌还是肝癌？"

　　周老师："爸爸是什么时候过世的呢？"

　　嘉玲："两年前。"

　　周老师："你的回答反映出你对爸爸的死还不想去接受。"

　　周老师代表爸爸，拿着代表爸爸的青色纸，让嘉玲把他排到一个位置。接下来，周老师把代表爸爸的感受说出来，他东张西望地说道："我不大想要看。我知道女儿在那里，但我不想看。我好像在找我的什么东西一样。我看到前方那里好像站了一个人，他吸引了我的注意。"（图 10-7）然后周老师退回椅子，问嘉玲："我觉得那里好像有一个亲人。你爸爸有没有特别的家人是他放不下的？"

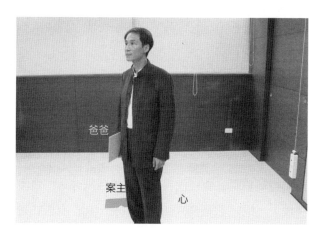

图 10-7　排列师拿着青色纸代表爸爸，看着远方好像在找什么一样

嘉玲想了想，说道："我想到了我爷爷。爷爷在爸爸过世前一个月，中风先走了，然后爸爸就走了。"

周老师："除了爷爷之外，还可能是其他亲人吗？我感觉那是一个很有爱的人，是对爸爸很好的人、可以吸引爸爸的人。你爸爸的兄弟姐妹怎么样？"

嘉玲："爸爸在家中排行老大。我二叔生活规律，不喝酒、不抽烟，但三年前突然血管爆裂走了。一年后，奶奶跌倒也走了。接下来是爷爷，然后就是爸爸。"

周老师："二叔是不是也是一个很压抑的人？"

嘉玲："我和二叔接触很少，不清楚。"

周老师："现在我们看一下，爸爸加进来之后，场上是什么情况？"周老师站在嘉玲的代表位置上感觉，说道："我会偷偷看爸爸一下，再闭起眼睛。有一点想靠近爸爸，但感觉又靠不过去。我也看到了自己的心。"

周老师回到座位，让嘉玲加入二叔的代表。她找出一张绿色纸代表二叔，周老师把代表二叔的色纸放在爸爸的前方位置，站上去代表二叔。二叔身体往后仰，倒在地上："我感觉有一股力量把我往下拉，我是突然往后倒的。我有一些哀怨的感觉；有些叹息，我想说'一切都没有用'。接下来就躺在地上，像死去的感觉。"等一会儿，周老师脱离二叔的代表，起身去代表爸爸。

爸爸慢慢往前走，坐在代表二叔的绿色纸旁边，慢慢侧身下去，望着地上。说："我很高兴和你二叔在一起，有些在微笑，又有些闷闷的。"

接下来，周老师把爸爸和二叔的色纸放在一起，回到座位，以排列师的身份对嘉玲说："爸爸的家族彼此联结得很紧密，好像有一种不成文的规定把大家绑在一起。你有更贴切的形容吗？"

嘉玲："爸爸他们兄弟姐妹和爷爷住得很近，兄弟的感情很好，经常去爷爷家。"

周老师："好像这个家里面有许多规定和要求，为了维护这个家而有许多压抑的东西。"

嘉玲："我不清楚。我爷爷是被招赘的，奶奶是别人的童养媳。爸爸的兄弟姐妹之中，男性有七个。"

周老师："爷爷被招赘，奶奶是童养媳，爷爷、奶奶都是离开了自己的原生家庭。作为男人，被招赘好像是放掉了自己的地位的感觉。"

周老师又站在代表心的位置，心被下面的力量拉到跪下来，在地上侧躺着，说道："我看着爸爸，可是感到有力量往下拉我。"回到座位的周老师恢复排列师的身份说道："除了舍不得爸爸过世之外，好像这个家沉重的压力让你的心一直往下沉……"他又问嘉玲，"你和爷爷、奶奶的关系如何？"

嘉玲："还蛮好的。我上幼儿园时，回家就自己一个人，因为和爷爷、奶奶住得很近，放学后就去爷爷、奶奶家里。爷爷很奇怪，常常自己坐在门口，不然就是坐在床边看电视。我就在爷爷、奶奶家那边坐着。在我高中时，我们家整修，我就住到爷爷、奶奶家。我奶奶是个很开通的人，她比较能接受我的新观念。"

周老师："爷爷中风时是全身还是一边？"

嘉玲："一边。"

周老师："有时候，一边中风是因为想爱身边的人却无法爱。"周老师让嘉玲给爷爷位置，她选了黄绿色纸代表爷爷，将爷爷排在靠近爸爸和二叔的位置。

周老师现在代表爷爷，他低头弯腰，然后蹲下来，坐倒在地上，慢慢地说："我感觉慢慢地在凋谢……"（图10-8）停了一会儿，他平和地说，"我的人生终于可以走完了，可以松一口气了。"然后安详地躺到地上。

周老师回到座位对嘉玲说："爷爷感觉人生无奈，想要凋谢死掉，他是往死亡方向的拉力走去的。"

嘉玲："我感觉爷爷蛮辛苦的，他不能够讲话，因为说话就会鼻子流血，临死前，他只能用眼睛看着我们，后来甚至连眼睛也看不到我们。"

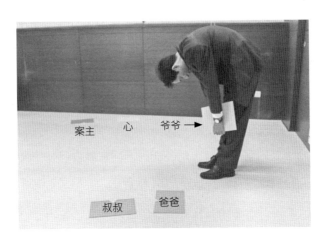

图 10-8　案主将爷爷排在爸爸和二叔旁边，排列师代表爷爷，
低头弯腰感觉慢慢在凋谢

　　周老师再去感觉嘉玲的心。他慢慢地蹲下、跪下，朝向爷爷的方向说："我被爷爷吸引。"然后爬向爷爷，倒地不起，头朝向爷爷，说道，"我感觉头很痛，但我只能这样陪伴爷爷，看着他，一起沉入大地，我想慢慢地闭上眼睛。"周老师对嘉玲说："这是你的心的感觉。"然后把代表心的色纸放在刚刚爬向爷爷旁边的位置。问嘉玲："你有没有想到你的心和爷爷竟然这么近？"

　　嘉玲："没有想到。但是爷爷生病时，我常常去看他。"

　　周老师："你小时候家里没人，你带着钥匙去爷爷家的时候，是不是看到爷爷就会很安心？"嘉玲点头。

　　周老师又去感知嘉玲，站在嘉玲代表的色纸上，说："我感觉咬着嘴唇，有些无奈，看着自己的心，但又有点想妥协，虽然委屈，就让心在那里吧。"周老师对嘉玲说："可以看到，你的心在爱你的家人。这些家人都是死去的。感觉你的心好像沉到大地里的感觉，好像重病的人沉到床铺里面，陷下去的感觉。"

嘉玲："对，我有这个感觉。看爷爷就是这个感觉，因为重症的人必须要帮他翻身。"

周老师："你这么爱你的爷爷。"嘉玲看着爷爷，红着眼眶。

周老师："你的心跟随着爷爷，无法安住在这里，刚才这些呈现让你有什么领悟？"

嘉玲："我没有想到自己这么想要跟着爷爷。可能小时候爸爸、妈妈都不在家，家里就我一个人，我每天放学回去，看到爷爷就会安心。"嘉玲眼眶泛红。

周老师："爷爷是个孤单的老人，你是个孤单的小孩。他死去了，你的心有一部分还在那里陪伴他。当你遇到一些事情、挫折和困难的时候，就会想要循着过去的模式，在那里陪伴，所以会有孤单、无力的感觉。"

嘉玲："我原本以为是因为爸爸的关系。"

周老师："爸爸很爱爷爷，对你有影响。我不知道为什么会这样，但你的心就是跟着爷爷。你的心可以有更好的方式爱他，否则，你的身体是沉重的，你和自己的心离得好远。"

嘉玲："是的，我每天运动跳跃的时候都跳不起来，感觉自己很沉重，没有生命力。"

周老师："你才三十多岁，许多五十多岁的人都还跳得很好。你要下定决心，这是家族共同的命运，是历史。历史的意思就是要让它过去。而你是新的人，要放下过去的、时代的、家族的包袱，不要被框住。其实你可以活出不一样的你，但是被框住的心会让你一直跟随过去，你自己的心应该也不想要这样吧。"

嘉玲："是的，我一直想要改变，可是却找不到力量和方法。"

第三步"转"：寻找解决之道，表达情感，回归序位的爱。

周老师："你的头脑在这样想，你要把自己的心找回来才行。但如何把心找回来？有一点很重要，家族的这一切都已成为历史，那就要让历史过去，你生活在现在，未来有无限的可能。你愿意让历史成为历史吗？这是很重要的流动，你愿意吗？"

嘉玲坚定地说："愿意。"

周老师："试试看，你现在做你自己。"嘉玲站到自己的位置上。周老师又说："你知道我们如何可以办到？爷爷已经慢慢地凋零了，生命可以休息，对他是好事，你爱他的方式就不是像过去的模式去陪伴他。你的钥匙呢？"他拿出一把钥匙，继续说道，"你拿着钥匙，回到小时候的感觉，慢慢靠近你的心，还有你的爷爷。告诉爷爷你那时候的感觉，谢谢他陪伴你。当爸爸、妈妈不在你身边，你一个人带着钥匙，孤单地回家，看到他，你就可以安心了。现在，这个陪伴可以告一段落了，要让爷爷安息，让你的心回来。你的心一直在代替你做这些事情，现在，要让你的心回来了，好吗？等一下，我要你慢慢靠近你的爷爷、靠近你的心，告诉爷爷你的爱，还有你对他的感谢，把童年的记忆交给他，告诉他，你不再陪他了，他也希望你能好好活出来。"

周老师站到爷爷的位置，对嘉玲说："现在，我代表你的爷爷。"他说："我感觉自己的身体在变重、变重，沉到地里。"爷爷倒在地上。嘉玲哭着靠近爷爷跪下来（图10-9），真诚地对爷爷说："爷爷，谢谢你，谢谢你在我小时候陪伴我。我不知道为什么那个时候，家里只有我和你。谢谢你，爷爷，谢谢你！"

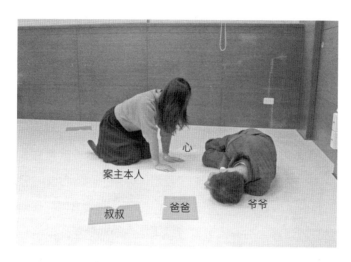

图 10-9 爷爷倒在地上，案主哭着靠近爷爷跪下来

爷爷伸出手，嘉玲拉住爷爷的手，更加放声痛哭："我每次去看爷爷，都会这样拉住爷爷的手。"爷爷说道："我希望你能够好好活着。"嘉玲把爷爷的身体放平，拉住他的胳膊，趴在爷爷身上低头哭泣。爷爷的呼吸越来越平顺。嘉玲说道："我懂的，爷爷。我懂得你对我的爱。我爱你。"

爷爷："我有我的命运。"

嘉玲："爷爷，现在我把钥匙还给你，我不再陪你了，我已经长大了，我要去过我自己的生活了。"然后她站起来，端正身子，看着爷爷，向爷爷鞠躬。

周老师从地上起身，脱离爷爷代表，对嘉玲说："有一句话要告诉你，你爷爷说，你不用跟他一样孤单。"嘉玲泛着眼泪点头。

周老师："现在我代表你的心。"他蹲坐在心的色纸上，然后对嘉玲说，"你的心有话要问你：'这是真的吗？我可以不用孤单吗？'"嘉玲肯定地说："可以的。"周老师继续感受，嘉玲去靠近自己的心，抱住自己的心。心红着眼眶继续问："我可以不再孤单吗？"嘉玲含着泪答道："可以。"

心继续问："真的吗？"嘉玲更加坚定大声地答道："真的。"然后，嘉玲紧紧抱住了自己的心。

心说道："我和他们在这里，我不孤单。"嘉玲默然许久。周老师脱离心的代表，对嘉玲说："我想告诉你，你的心说：'我在这里和过世的亲人在一起，并不孤单。'所以，你要真的让你的心知道，这种'陪伴'的方式可以一时不让你的心孤单，但这是不适合的，你要想办法让你的心有另外的方式，不是用'陪伴'来满足自己的感觉，因为这里的诱惑力太大。你要把自己的心放到另外的地方，让心感觉到不孤单。"

周老师和嘉玲回座位后，周老师对嘉玲说："小时候，你有很深刻的印象，你是孤单的，你渴望有人陪伴你，让你不再有孤单的感觉、让你活下来，度过那段难过的时光。后来，即使你的先生离开家，你还是不离开先生的家，这样会有公婆陪伴，不再有孤单的感觉。所以，小时候那种害怕孤单的感受就在你现在的生活中呈现出来，但已经不适合现在的你。你想要改变，但你的心却有这样不合理的反应。我们需要再进一步探索。"于是周老师问嘉玲："我问你一个问题，你有几个兄弟姐妹？"

嘉玲："我上面有哥哥、姐姐，但在我之前还有一个流产的。他比姐姐小两岁半。小时候我总是觉得自己是一个人，很孤单的感觉。"

周老师："你现在跟谁住？"

嘉玲："妈妈。"

周老师让嘉玲再找出妈妈的代表。嘉玲选了一张粉色纸把妈妈放在代表自己的色纸旁边。周老师感受妈妈："你妈妈觉得，小孩子不要想那么多。"

周老师对嘉玲说："现在，你做你自己。我代表你妈妈。"妈妈把嘉玲搂在怀里："你有爸爸、妈妈，你有哥哥、姐姐，你不孤单，爸爸、妈妈都爱你。"嘉玲在妈妈的怀里哭泣，抱紧了妈妈。一会儿之后，周老师站在心的色纸上，说道："这个心比较像小时候的你，听到妈妈就很有感觉。"然后，面对妈妈，向妈妈靠近（图10–10）。

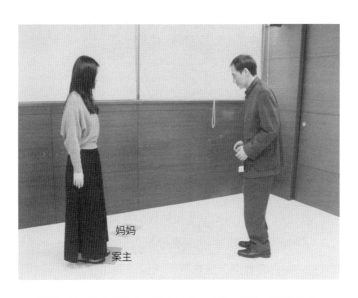

图10–10　排列师站在心的色纸上，感觉心像小时候的案主，
面对妈妈，向妈妈靠近

周老师回到排列师的身份，对嘉玲说："好，现在把你的心带回来吧！"接着他站在代表心的色纸上对嘉玲说："现在，我代表心，你对心说话。"（图 10-11）

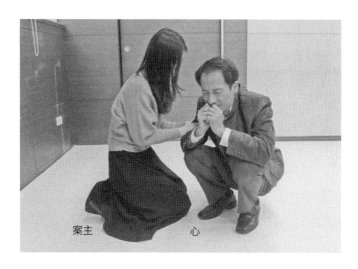

案主　　　　　　　　心

图 10-11　排列师站在心的色纸上，案主对自己的心说话

嘉玲向她的心说道："我知道你一直有小时候孤单的感觉，谢谢你一直把这感觉告诉我，我们长大了，活下来了，不用像小时候那样孤单了，我们可以做自己了。我们长大了，要往前走。我们可以去做我们想做的事情，不用活在小时候的感受中了。"

心："那小时候孤单的感觉怎么办？"

嘉玲："我会陪着你，现在我长大了。谢谢你用这样的事件告诉我，分享你的孤单。让长大的我才明白，我为什么会那么想要去陪伴那些孤单的孩子和老人，因为我知道有很多人和我一样孤单，所以我也想要去陪伴他们。这是我们未来要做的公益。谢谢你让我看清这些，我们该去做我们想要做的事情，有空的时候我们再回去陪陪他们。我们先回去看看妈妈，好不好？"

周老师："听起来让人振奋。"然后，嘉玲转身带着心面向妈妈。

周老师："你终于体会到我给你说的小时候的感觉了。你现在可以放下了。"嘉玲点点头，走近自己和妈妈。

周老师："记得你自己刚才对你的心说的话。"

嘉玲："我终于知道我一直想要做公益这件事情，想要去陪伴很多人的原因了。"

周老师："好，我们到这里告一段落。"

第四步"合"：扣回主题，内化过程，回家之后，行动建议。

回到座位上，周老师对嘉玲说："这是一个很重要的转化点，记得你的发心。其实，你的心的功能是很强的，在你有这份顿悟的时候，你的心也一起振动。"嘉玲微笑点头。周老师又说："我觉得好像是你死抓着孤单的感觉。以后，如果这种感觉不小心再出来的时候，你知道如何去告诉你的心了。而你的心听到你这么说的时候，会很有力量、有振奋感、有信心，有爱生出来。"嘉玲又点点头。

周老师接着说："还有刚刚在这里，有一个重要的点，就是过去的历史要让它过去，爷爷、爸爸、叔叔，他们有自己的命运，他们现在很舒服安心。"周老师在白板上写下嘉玲回去要做的功课要点：

（1）让家族的一切成为历史。

（2）不需要和爷爷一样，让自己很孤单。

（3）做一些让心可以突破创新的事。

周老师向嘉玲说道:"去做让你的心能突破、创新的事情,突破框架,让你的心可以活过来。这是你的功课。回去先把旧衣服丢掉,穿上你自己新的衣服。"

嘉玲愉快地点头:"好,我一定去做!"

【个案追踪】

嘉玲后来参加了社工师专业训练,考取了社工资格,积极参与许多帮助孩子和弱势家庭的工作,把她的爱转变成一种成熟的大爱。因为她学会了用更好的方式爱她的家人、她的爷爷和她的爸妈,她现在变得更开心、更自信了。

【案例解析】

一对一个案用色纸的好处是,排列师一个人就可以做个案。因为排列师可以体会到所有代表的角色,所以排列师更能够掌握每个人的心理状态,这样非常有助于协助案主找到解决之道。作为一位排列师,会进步很快。只是个案过程中,一个人要代表好几个角色,所以排列师的切换速度要快。只要平时做代表的经验多,排列师就能很快进入个案里各个代表的感觉。

当你带领团体排列工作坊越有经验时,再做一对一个案会越容易上手。做完一对一个案,再去做团体排列,你的感觉也会比较容易接上。两者其实是互通的。不同的是,以团体的形式进行排列,当你担任角色的代表时,你就只能感知一个代表,没有办法深入感受其他代表。但做一对一色纸排列的过程,你可以感受到每个家人、每个代表的感受,这对案主的同理心会很准确,对寻找解决之道也很有帮助。

【问题解答】

（1）为什么老师和爷爷联结时，会感知且那么肯定有秘密在那里？

答：我有一次代表中风病人，我躺下去的时候，就感觉不断沉下去，有种沉到被子里面、沉到床里面的感觉。在这个个案中，当我代表心的时候，就有这种沉下去的特别感觉。我先把这份感觉放在心里。当我再去当爷爷代表的时候，我又有这种感觉。一个是心的感觉，一个是爷爷的感觉，一个是爷爷被加进来时心是被他吸引的。透过这些信息交叉验证得知。所以，当代表是很好的经验。

（2）为什么要加进妈妈代表呢？

答：和爷爷告别，虽然牵绊移除了，但是力量还没有出来，我感知到心还有一部分没有完全动，所以又加入妈妈，把她内在的力量激发出来。上述个案的"转"是从哪里开始的？当我担任心的代表时，感受到心比较沉，沉入童年的孤单感中。这种孤单感一般来说是孩子对爸爸、妈妈的。所以我对解决之道的思路是：让孩子领悟到，妈妈虽然不在身边，但她不是孤单的。在我们的认识里面，妈妈是孩子人生中一个很重要的人，是孩子最需要、最渴望的人。如果和妈妈重新有好的联结，这份孤单的感觉就比较容易去转化。但这个案主某一部分爷爷取代了妈妈的陪伴，使孩子和妈妈的联结受到一些挫折。爷爷在孩子需要的时候陪在她身边，所以还是要跟爷爷有一个好的告别；然后回到原始的关键，和妈妈联结。

（3）童年爸爸、妈妈不在身边，我们感觉到孤单，长大后，我们的心如何去转化？

答：我们看刚刚这个转化是怎么发生的？长大后的自己如何转化小时候的事实呢？我们要先让她小时候的心和现在的自己有一个区隔，然后才有可能以现在的自己把她的心拉起来。如果一直绑在一起，就无法脱离。心其实没有什么时间观念，她觉得过去的感觉就是现在。有许多人，就是带着过去的感觉活在现在。但这样就会产生不适当的反应，小时候的情绪就会抓住她，影响到现在的行为模式和人际关系。所以重要的是如何转化、如何解脱出来。那就是让心知道，我们接受她小时候的感受，她的感受是对的，就是那么孤单，需要人陪伴。但是心并不是只有这些，这些感受只是一部分而已，当我们接受她时，我们就可以感谢心，感谢心那么坚强，给心肯定，感谢心可以活下来。然后，让心感受到，我们还有未来，还有要做的事情，不要让小时候的感觉扩大到全部。当心被承认、被肯定，可以感受到现在、未来还有要做的事情时，心就会开始转化了。上述案主对心说话，就是对小时候的自己说话，让现在的自己看到，因为自己小时候的经历反而更有力量去做好当下的事情，转化就开始发生了。转化就是让过去和现在的经历有个串联，过去的孤单是有意义的，它让现在的你更加有力量，这样一来，案主就会发现过去并不是不好的，它可以帮助现在做得更好，案主的生命价值就可以体现出来。水可以成冰、可以成云，也可以成为流动的水。如果冻结在过去就成为冰，让爱流动就可以成为活水。煤炭也可以转化成钻石，让所有过去的经历成为我们现在的资源，让盲目的爱转化为更具创造力的爱，活出新的人生——这就是系统排列转化的艺术。

第 11 章

内在排列——
运用观想与想象力

内在排列是运用个案的观想与想象能力来进行内在画面的调整，它的最佳运用时机是当排列师听了案主的议题，很快就掌握了议题的解决之道，而且也观察到案主已经准备好与他自己的内心有较深的联结。此时，不一定需要排出成员的代表，排列师可以直接引导案主进行内在排列。如果排列师能够引导案主进入较深层的状态，它能够发挥与外在排列相同的效果。

一、内在排列的操作要点

（1）排列师跟案主初步会谈之后，排列师感觉到已掌握案主议题的解决之道，而案主对排列师也已有某种程度的信任，并且也已经准备好进入较深层的心理状态、能够静下来与自己的内在有一份好的联结时，排列师就可以跟案主进行内在排列。

（2）排列师在进行内在排列时，务必要让自己与案主真诚且专注。排列师可以引导案主深呼吸，回归中心，慢慢静下来。

（3）排列师引导案主以一种中正且专注的姿势坐着，眼睛慢慢闭上，感觉自己的呼吸，感觉自己的心，让自己完全专注在这个当下。

（4）若需要引导案主在心里去想象某些人的画面时，你要跟他确认是否已经想象到那个人了，让他点头表示，他想好了就可以继续下去。如果有些人想象能力比较弱，你可以向他说明：不需要想得太仔细，只要看到那个人的轮廓就行了。

（5）有时候我们会请案主想象某个人或某些人在他的面前，例如他的亲生爸妈，如果案主的确没有直接见过他们，仍然可以请他想象有两个人在他的面前，因为事实上他们的确存在过。如果是想象爷爷、奶奶，可以请他想象两个老人的样子。所有的内在排列都可以用相同的方式。

（6）过程中如果案主有情绪出现，排列师要特别留意这是什么样的情绪。尤其案主是闭着眼睛做这个内在的排列，所以你要区分它们是原始情绪还是替代情绪（派生情绪）。如果是原始情绪，你要让它流动。原始情绪的特征是深层而有力量，但是不夸张。而替代情绪的特征是夸大且歇斯底里，这个时候你反而要阻止，不要任由替代情绪继续下去。可以透过深呼吸，让案主回到中心。但是，你可以透过这种情绪的出现，跟案主探索这个情绪背后的深层意涵，它到底替代了什么样真正的原始情绪，这个情绪背后的动力真相是什么。

（7）情绪宣泄不是内在排列的重点，但有可能是过程的一部分，最后还必须有一个"收"的过程，让情绪稳定，转化成有建设性的结论。内在排列的重点还是在于帮助案主升起自己的力量，而这种力量是平静的、稳定的、朝向未来的、有行动方向的，并且是与生命五大法则相符合的。

（8）内在排列的引导有几个阶段：

① 预备：将案主身心状态准备好。

② 铺垫：对接下来要引导的内容有一些心理上的解说与支持，让案主有一份认同与同理感。

③ 引导：内容里有一些是需要案主跟着排列师说出来的。排列师要留意引导案主把这些句子说出来时，不是照本宣科地念，而是真正发自内心真诚地说出来。如果案主自己有一些想要说的

话，也允许他说出来，只要方向不要走偏就可以了。

④ 结尾：引导案主把这些画面好好放到心里，将这整个过程的力量收到心里，可以深呼吸，吸到他的内心。

（9）排列师引导的语调要能够清晰稳定，并且也是透过自己的心真诚地说出来，这样才能够碰触到案主的内心感受。

（10）有时候内在排列可以搭配其他的一对一排列使用，例如小人偶排列进行到一个段落、需要用内在排列引导时，就可以请案主闭上眼睛进行内在排列。

二、内在排列引导词示范

以下是常用的内在排列引导词范例，有心成为一个专业排列师的人，需要加以熟练。

预备词

好，如果你准备好了，我们就进入内在的排列。让自己以一种中正且专注的姿势坐着，慢慢闭上眼睛，自然地呼吸，轻轻放松你的肩膀，轻轻地吸气和吐气，感觉自己更放松，让自己的心完全专注在这个当下。

（一）内在排列——与妈妈／爸爸的联结与感谢

铺垫词

也许我们的爸爸、妈妈不是完美的人，如果对他们期待太多，要求爸妈变成另外的样子，那我们就不再是现在的自己了。因此，尊重父母如实的样子，也就是接受全然的自己。

你的妈妈给了你生命，让你可以去做你想做的事，让你可以实现人生的理想，这份礼物是如此的珍贵，难以回报，那该怎么办呢？最好的感谢方式就是好好珍惜这个生命并且善用它，好好活出自己，这将帮助我们感到平安与完整。

好，现在就让我们进入内在的排列。

引导词

现在请把自己凝聚起来，回到中心，想象妈妈在你的前面，看着她的脸，看着她的眼睛，发自内心对她说：

"亲爱的妈妈，谢谢你和爸爸一起把生命传给了我。为了让我得到这个生命，我们彼此都付出了代价。谢谢你为我所付出的代价，谢谢你冒着生命危险把我生下来，谢谢你把生命传给了我。我从别人那里得不到这个生命，只有你可以给我这个生命。你给予，我接受；你是大的，我是小的；你是我最正确的妈妈，没有人可以取代你。

"亲爱的妈妈，请原谅我曾经对你的不尊重，因为你所做的事情而责备你、抱怨你。请原谅我曾经认为你不够好而想改变你。对不起，妈妈。现在我学会尊重如实的你。我真正看到我的生命是透过你而来的，也只有透过如实的你，我才能够得到这个生命，我才能够成为现在的我。如果你变成了别的样子，我就不再是我。如果我生在别的家庭，我就变成别人了。

"只有你可以给我这个生命，你所给我的是最珍贵的。其他的，如果我有需要，我可以从别的地方找到，但只有你可以给我生命这个最珍贵的礼物。谢谢你，你是我最正确的妈妈。除了你之外，我不要别人做我的妈妈。"

然后，用你的方式跟妈妈说谢谢，你可以鞠躬、磕头，或深深地拥抱。起来之后，最后对妈妈说：

"如果有可能，我也会像你一样，把生命传下去给我的孩子。像你爱我一样，爱我的孩子。如果我没有自己的孩子，我也会好好地善用这个生命，实现人生的理想来报答你，将你给我的爱传给更多需要的人。"

然后，深深地向你的妈妈鞠躬，越深越好、越慢越好。

结尾词

好，现在请回到中正的姿势，把双手放在心上，把这个感动放在你的心里，让这个感动陪伴着你。深呼吸，把这整个过程的力量好好收到心里。然后慢慢睁开眼睛，保持静默一会儿。

（二）内在排列——退出父母冲突，回归序位

铺垫词

每个人都有优缺点，我们的爸爸、妈妈也不是完美的，他们有自己的脾气和个性，有时候他们会吵架，吵架也是大人的沟通方式之一，他们也在学习沟通。而我们要学会退出爸爸、妈妈间的冲突，去尊重这是他们之间互动的方式，这样我们才能回归爱的序位，自由地在自己生命的位置上好好发挥。

有时候甚至爸爸、妈妈离婚了，我们也要学会去尊重这是他们的选择，但是在心里我们要给双方都留一个位置。就算他们夫

妻关系结束了，他们永远都还是我们的爸爸和妈妈，这点是不会改变的。

好，现在我们来进行内在的排列，退出父母冲突，回归自己的序位。

引导词

现在把你自己凝聚起来，回归中心，想象我们夹在亲生父母的中间，他们在我们的一左一右，我们夹在他们的中间线位置，看着他们。

现在，请看着我们的亲生父母，对他们说：

"亲爱的爸爸、妈妈，看到你们争吵，我很难过。我知道你们也很难过，但是我了解这也是你们大人沟通的方式，你们也在学习。我尊重你们互动的方式。我尊重你们之间的决定，你们永远是我的爸爸、妈妈，这个关系永远不会改变。就算你们之间有任何变化，就算你们分开了，但是在我身上，你们永远是结合的，永远是不分开的，因为我的生命就是你们爱的结合的最佳证明。

"亲爱的爸爸、妈妈，现在我要回到孩子的位置了。你们是大的，我是小的。我尊重你们面对问题的方式，现在我要回到我的位置来经历我的生命，我会用你们给我的生命，实现我的人生理想，好好地做一些好事，让它发光发热来报答你们。亲爱的爸爸、妈妈，谢谢你们。"

然后，带着觉知，很慢、很慢地从爸爸、妈妈的中间慢慢退出来、慢慢退出来，再慢慢地退出来，往后退一步、再退一步、再退一步……

对爸爸说："亲爱的爸爸，我爱你，我也爱妈妈。"对妈妈说："亲爱的妈妈，我爱你，我也爱爸爸。"对爸爸、妈妈说："现在我要回到我自己的位置，活出我自己，发挥我的人生了。谢谢你们。"

接下来，看到爸爸、妈妈他们两个人自己慢慢向中间靠近、再靠近，按照你认为他们可以靠近的距离靠近。也许他们最后并排，站在你的面前。如果他们两个人有一点距离也没有关系，让他们保持在他们觉得适当的位置。但是不管两个人距离远近，你看到他们两个人的形象画面，你慢慢地深呼吸，把他们两个人的形象画面吸到你的心里。慢慢地深呼吸，慢慢地、慢慢地吸到你的心里。这两个形象画面慢慢地在你的内心重叠在一起了。你的爸爸、妈妈在你的心中重叠在一起了，在你的心中他们两个人合而为一了。把这个合一的感觉吸到你的心里，深深地吸到你的心里，因为你就是这样子出生的，你就是当他们合一的时候来到这个世界的。你的出生就是他们的爱合一的最佳证明。把他们在你心中合一的感受好好地印在心里。将双手放在你的心上，深呼吸几口气，把他们在你心中合一的感受好好印在心里。（给案主一点时间让这个画面加深。）

然后深深地向你的父母鞠躬，越慢越好、越深越好。

结尾词

好，现在请回到中正的姿势，深呼吸，把这整个过程的力量好好收到心里，然后慢慢睁开眼睛。

（三）内在排列——对过世亲人的祝福

铺垫词

当不幸转化为祝福，当被遗忘的人重新被尊重，你的内心将开始感到一份平静与圆满。所以，你现在准备好让过去的伤痛过去、让过世的亲人安息了吗？切记，请在你自己可以接受的情绪范围内，在心里带着爱，诚心地祝福过世的亲人。

引导词

现在请以端正的姿势坐着，脚底接触地面，感觉大地的支持。从心里来看看我们家里那些过世的亲人，那些你难以放下的过世亲人，或者曾经出乎意料，不管是意外或自杀，只要是在此时此刻你心里所浮现的过世亲人。如果你现在暂时没有想到特定个人也没有关系，你只要想象在你面前的是你家族里曾经发生不幸死亡的人，或者是此时此刻在我们心里所浮现的任何人，他们的过世是我们不愿意去面对、无法割舍，而且没有办法放下的。现在，请你真正看到他们，带着一点爱，看着他们。然后对他们说：

"亲爱的某某亲人（们），我看到你们了，我看到你们了。不管你们发生怎么样的遭遇，我尊重你们所发生的事，我尊重你们的命运，你们会永远在我的心里有一个位置。我会把你们对我的爱，好好地传下去。我会从你们的身上学到生命要带给我的功课，我更会好好地珍惜我的生命，用这个生命来做一些事情，让你们的精神可以继续地流传下去，让你们的死不会白费，请你们安息吧。"如果你自己有一些话想对他们说，那就用你的话在心中对他们说出来。（给案主一点时间表达，可以流泪，可以有一些情绪，但不要落入激烈的情绪发泄里。）

接下来，想象你的心中有一道祝福的光，送到过世亲人的身上、脸上，并且想象在他们背后无限巨大的光芒，那是金色、白色的生命源头之光，迎接着他们越来越高地飞去，越来越高地飞去……最后你看到过世的亲人融入无限巨大的光明里，回到生命的源头，回到那无限平安喜乐的世界。

现在请用你的方式对他们表示尊敬，可以鞠躬或是磕头，以符合你跟他们关系的方法表示尊敬。

回来的时候，记得同时也带着他们对我们的祝福。慢慢地伸直腰，往后退一步，回到自己的位置上。

结尾词

好，现在请伸直腰，把双手放在心上，深呼吸，把这整个过程的力量好好收到心里，慢慢睁开眼睛。

（四）内在排列——和谐心灵，超越战争冲突

铺垫词

许多人的家族经历战争冲突，从古至今人类战争不断，武器也越来越先进，所以我们要变得更加成熟、更有智慧地处理这些冲突，否则很有可能第三、第四次世界大战后就只剩下木棍和石头了。但真正的成熟智慧要从哪里开始呢？只有从我们心灵的和平开始，只有更多人的心灵变得更加平安，意识才能变得更成熟、有智慧，我们才能用这份正面的力量来影响世界，这份平安的力

量就会带到外在的世界，让这个世界可以真正朝向更平安的方向成长。

引导词

请闭上眼睛，看到在我们的面前有两群人马彼此相向、相互对峙着，里面有你家族里的长辈们，也有许多不同种族、党派、国家的人们。他们相互地靠近，越来越靠近，越来越靠近。他们开始彼此相互攻击着，不论是骑着马、拿着刀，还是拿着枪、开着坦克，战争开始了。

在战争里，我们看到他们斗了起来、杀了起来、砍了起来，看到有人倒下、有人流血、有人死掉、有人受伤、有人躲起来。我们看到这两群人马一边打一边靠近，越来越靠近，越来越靠近……最后变成一大群人彼此在厮杀着。因为这两群人穿着的颜色是不一样的，戴的标志是不一样的，当他们混在一起的时候，彼此还能分辨要杀的是对方。但是我们能看到死伤的都是人，看到许许多多的杀害、痛苦和死亡，横尸遍野，哀号漫天。

当我们看着这群人马在前面战斗的时候，我们看到在他们背后遥远的地方有光照过来。我们看到超过他们，有一大群人马，我们看到更高、更远的地方，在那更高、更远的地方，那里有生命源头的大力量。生命带着无限的光芒照耀着，越来越亮，越来越亮。生命的光芒照到前面所有人的身上，而这个光芒无限灿烂、非常巨大耀眼，亮得让人眼睛都快睁不开了。这个灿烂的光芒照到每个人身上，把人身上原本不同颜色的制服、不同形式的徽章，全部笼罩在金色的光芒里，全部都变成金色的了。所有人全部都变成金色了，已经分不清到底谁是敌人、谁是自己人，因为我们全部都成为金色的了。

这份生命之光就像我们共同的命运之神一样，我们全都是这个生命之光所创造出来的。当我们看到彼此的制服全都变成同一个颜色，全部都是金光闪闪的金色，人们开始放下武器，因为他们怕杀错人了。这时候前面本来彼此冲突的人马慢慢放下武器，一起转身看向这个金色光芒的来源。我们看到他们一起转身面对这个金色的光芒，无限巨大的灿烂光芒全部照到他们的身上。突然间他们感到一阵平安从内心升起，突然间他们明白了，不管是哪一方，都是这个生命的一分子，都是这个更大的生命的一分子，都是这个整体的一部分，都扮演着命运之神给每个人的角色。

为的是什么？为了共同的目的，生命的成长进化，透过经历这些过程，我们才学会用更有智能的方式处理事情，学会用更觉醒的方式来爱生命、爱自己、爱这个世界。我们一起来到生命的灵性高度，看到我们都是整体的一分子，都在为生命服务。我们看到照到这群人身上的金色光，也同样照到我们身上。这个生命之光照耀着我们，我们全身都变成金色了。

突然间，我们的内心升起了一份深深的领悟，我们明白了：不管我们的身份、我们的长相、我们的种族、我们的文化、我们的生活形态、我们是什么样的人，我们都是这个伟大生命的一部分。我们也都是一起在这里，共同为生命服务着。

现在深深地吸一口气，感受这份祥和，将这个画面放在心里。（给案主一点时间。）

结尾词

很好，记得这个画面和感受，深呼吸一口气，慢慢张开眼睛，好好记得这份平安和领悟。

（五）内在排列——联结生命源头，迎接光明未来

铺垫词

联结上生命源头，就是透过联结上我们家族的根，联结上背后生命的源头，因为我们的生命就是透过我们家族一代代传下来给我们的。想想，如果整个家族的力量都成了支持的力量时，这股力量将是无穷无尽的。

如何得到这股力量的支持？你必须谦卑地尊重与感恩你的家族。生命的力量将支持你更有力量去面对生活中的各种挑战，传承着你家族的爱与祝福，将这股生命的力量化为更大的开创力，为自己和下一代开创更光明的未来。

引导词

现在请以一个端正的姿势坐着，双脚感觉大地的支持，回到你的中心。想象你的父母站在你的后面。你的爸爸和你的妈妈，想象他们的样子。在他们后面站着他们的爸爸、妈妈，也就是你的祖父、祖母、外公、外婆。再往前推溯，在他们的后面也站着他们的爸爸、妈妈，也就是你的曾祖辈。就这样，每一个人背后都站着他们的爸爸、妈妈，一代一代往前推溯。

往前推溯到你的祖先们，每一个人背后都站着他们的爸爸、妈妈。在你的背后站着千千万万代的祖先们。往前推溯，继续往

前推溯，你可以感觉在你背后站着无数的人们。

往前推溯，继续往前推溯，最后推溯到生命的源头。你可以想象那是无限巨大的光明，金色的光、白色的光，超越时空，无限灿烂。那里是生命的源头。你可以想象生命透过光的联结，进入你背后你所有祖先们的心。生命就这样一代一代传下来，传给你的祖先们。生命以它的原貌，不增不减，一代代传下来，传给你的曾祖辈、祖父辈、你的父母，最后传到了你身上。

感觉生命之光流入你的心，感觉你背后站着无穷无尽的祖先们。生命之光流经他们的心，最后传到了你身上。记得这个画面。

敞开自己，带着深深的谦卑，带着深深的谦卑对背后无数的祖先们说道：

"谢谢你们把生命传给了我，我是你们的后代，我看到你们经历过无数的痛苦艰难，也看到你们曾经遭受失败挫折、曾经孤独哭泣，但是感谢你们坚强的韧性，为了生命存活而奋战，付出了巨大的代价。谢谢你们，我活下来了。我的身上流着你们的血，你们的欢笑、你们的悲伤、你们的尊严、你们的荣耀，都是我的一部分。我会带着这无穷的智慧与力量，开创更美好的未来、造福更多的人群来使你们荣耀。请你们祝福我，我会将你们的祝福传给我们的下一代。谢谢你们。"

然后挺直身子，让背后的家族就像一座大山屹立不摇地支持着你。感受这股力量，永远记得这股力量。带着这股坚强的力量，带着这股生命之光，面对你的未来。

看着你的未来，将生命之光从内心散发出去，越来越亮、越来越亮，散发到四周越来越远、越来越远的地方。你脸上充满着微笑的喜悦，开心迎向生命的每个片刻！

结尾词

很好，现在记得这个画面，记得这份感受。深呼吸一口气，慢慢张开眼睛，将这份爱、这份力量与喜悦带到你的生活里。

第 12 章

一对一排列实务

与特殊状况处理

一、排列现场注意事项

（一）座位

进行一对一排列的时候，排列师的位置要坐在靠近门的地方，因为当遇到情绪无法控制的案主时，排列师靠近门可以迅速向外寻求协助。作为助人工作者，排列师首先要懂得保护自己，这样才有能力协助案主。

（二）地点

进行个案的地点必须在个案室、适当的机构、课室、办公室旁边等符合法律规定的地点。避免在饭店房间里两个人单独进行个案，以避免招惹不必要的麻烦。

（三）人员

个案过程最好有工作人员在个案室里。如果有紧急状况，工作人员可以支持应变，保护案主也保护排列师。或者工作人员必须在个案室门边，如果有什么突发事件，只要敲门或按铃就可以向他请求协助。

二、现场特殊状况处理——案主情绪失控

案主在一对一排列中有时候会有一些情绪反应与宣泄，如果

是在适当的范围内，而且案主可以把持住自己、不过度激烈，这是可以被接受的。但是有时候案主反应太过激烈，甚至到了情绪失控的阶段，或有晕厥、震颤抽搐的征兆，这个时候就要及时处理。步骤如下：

（1）排列师提醒案主睁开眼睛，保持深呼吸，让案主回到当下。

（2）要求案主睁开眼睛，并用现实的问题打断，比如："你叫什么名字？""我是谁？""我的眼睛是什么颜色？"

（3）用痛觉刺激对方，用指甲用力掐合谷穴（拇指和食指相交处）、人中穴（鼻唇沟中），拍打案主的肩膀，大声叫他的名字，迅速让案主平静下来，回到现实。

（4）若案主眼睛一直不睁开，你就要用力把他的眼皮撑开，一直撑开到他回到现实世界。

（5）接着，排列师可以鼓励案主："你做得很好，现在没事了，你可以平静下来了。"

（6）需要时也可大声喝止。

（7）平静下来后，休息一下，可以喝一点水，工作人员跟进妥善照顾。

（8）若是经过一番折腾的处理后，案主的情绪仍无法自控，或者仍停留在抽搐或昏厥中，为了案主的安全，这时候就要请救护车协助。

所以，排列师要有防范的意识，在预约报名一对一排列时，案主就要先填咨询预约登记表，并签好咨询协议，告知是否有生理、心理相关病史。有些人是不适合参加的，比如思觉失调的病人。当然，一对一排列技术也可以用于心理治疗，但实施者须有相关的专业资格。对于罹患精神疾病的案主，排列师可转介给有相关证照的精神科医师或与之合作。

同时，主办单位或主办机构要先把案主的基本情况提供给排列师，特别关注有身心疾病和高龄的案主，必要时现场需要医护人员在旁提供协助。

三、操作实务的指导建议

（1）系统排列因人因事而有不同的做法，重点是帮助这个人来到力量的中心，生出智慧，提升处理问题的能力，而不是解决案主的问题。如何才能支持案主成长是最重要的。

（2）不要太过于想要帮别人，不要太过于认同案主的问题。问题的后面是案主这个人，所以排列师的重点是对案主这个人有所帮助。

（3）系统排列是画面呈现，呈现出问题的感受和动力。运用人偶或小物件做一对一排列时，排列师不要闭上眼睛握住人偶，给人故弄玄虚的感觉，而是静下心来轻轻地碰触去感受，就像做团体排列的代表一样，专注在你的身心反应上所感知到的信息。

（4）排列的结果会呈现解决之道的画面，要让案主把画面放在心里，让这个力量在他的内心加深。如果未来要做什么，让他自行决定，这时候他的力量会最大。

（5）排列师的方向要定位在"支持案主重新看清问题并寻找解决之道"，制造一个解决的方法并不是排列师的工作，但是要在所看到的信息中找出一个它本身所建议的方法，你要寻找它，但不是制造它。

（6）真正的解决之道往往是既对整体好，也会对案主好。排列师要站在一个看到整体的制高点，切不可偏袒任何一方。

第 13 章

排列师的心态养成与必备能力

心态比技术更重要。

——海宁格

一、排列师的心态、界线与修炼

（一）关系：排列师与案主是合作关系，非拯救关系

排列师要谨防自己特别想帮人，太想要拯救对方的想法。案主会把自己的问题投射到你和他的关系上。当我们有这份警觉，你就会留意觉知，不落入案主所投射的角色里。有时案主好可怜，激发了排列师的父爱或母爱，排列师就变成了他的完美爸爸或完美妈妈。助人者对案主要有同理心，而不是同情。所有助人工作的目的都是要帮助案主站回自己的位置，生出力量，来解决自己的问题，不要创造"治疗性"的关系。要让彼此的关系互动保持一种这样的关系：在这个时空里，你有议题，我有专业。你是你议题的主人；我只能够提供专业，陪伴你面对你的议题。我们是合作关系，一起面对。

（二）角色：尊重案主命运，不扮演神的角色

排列师的责任是用自己的专业支持案主。面对案主的问题，考虑我们可以做些什么，怎么才能支持到他，让他多一些选择和考虑。排列师不需要做神，每个人的命运都掌握在自己的手中。做平实的事情，就不会站错位置而成为拯救者。

（三）目标：透过陪伴案主解决问题，同时支持其成长

系统排列因人因事有不同的做法，真正的助人者是在陪伴案主解决问题的同时，支持案主从问题里成长，厘清方向，生出智慧与力量，提升处理问题的能力，而不是把案主的问题解决掉。因为有些问题根本就不是问题，只要案主成长了，问题自然就消失了，或者只剩下一种需要处理的情况让案主去处理就可以了。助人的目标要明确，如何能够使案主成长提升是最重要的，不要太过于想要帮助别人，这样反而会削弱案主。

（四）界线：未经授权或有所关联，不随意刺探系统信息

排列师要把握好自己的界线。当案主没有委托你去探索他们的系统，或者这个系统跟你所要进行的工作没有关联，如果排列师因为好奇或者其他理由去刺探某个人家庭、企业或组织的系统动力，这时候就好像计算机黑客侵入别人公司的系统网络偷取信息一样；如果又用这些信息来做一些不符合"道"的事，这时候有可能就会为自己带来一些反作用力量。因此，一位排列师要站在中立的立场，保持好自己的界线。尤其在支持案主的时候，更要遵循生命五大法则，这时候我们才不会无意识地卷入案主的系统里，担负起不属于我们的责任。也正是因为我们遵循了生命五大法则，我们才能够站在更无我无惧、无爱、无企图的位置上，更强而有力地支持到案主。

（五）修炼：留意起心动念，不要变成逃避或自我膨胀

助人者在排列过程中要问自己："这是为了案主，还是为了我自己？"因此，排列师要觉察自己。觉察自己或自己的系统是否有议题没有面对，却逃避到帮助别人的陷阱里。如此一来，你助人的力量会越来越弱，甚至自己的问题会越来越严重。相反地，如果你能有这样的觉察，并且及时勇敢地面对自己的议题，你助人的力量会变得越来越强而有力，更多有需要的人自然会靠近你。

当你有一点小成绩，真的能帮到一些人的时候，下一个挑战就会出现，那就是自我膨胀。有一次我在海宁格老师工作坊里，现场有一个人看了他的工作之后，在问答时间举手站起来，在大众面前大声称赞海宁格老师："这个工作太了不起了，你就像神一样！"海宁格老师用他一贯神秘的笑容，对现场大众微笑着说："当有人把你捧为神，有一天他也可以称你为恶魔，把你打倒。"

排列师工作是一门非常强有力的修炼法门，就像魔戒、照妖镜一样，一没有觉察，你的心魔马上就控制住你了，有些人还不知不觉沉醉其中。排列师要谨慎小心，抱着修炼的心态，在助人过程中一关一关地修炼自己，修炼自己的觉察，时时观照自己的心念行为，让自己不断地成长。只有你成长了，你所做的工作才会跟着成长。

二、排列师必备能力：知识、观察与感知、经验与实作

系统排列师必备的能力有知识、观察与感知、经验与实作。

关于知识部分请参考拙著《家族系统排列：核心原理与实务》及海宁格老师的著作《在爱中升华》，这两本书中都有详细说明。知识、经验与实作的获得还有两个必要方式：

（1）多参加资深导师的课程，尤其是对系统排列有着正知、正念、谦卑精进态度的导师的课，大家一定要慎重挑选。

（2）多操作个案，除了会越来越熟练，感知能力也会提升。排列师一方面要累积经验，另一方面又不要被经验限制住，所以每次排列都要把自己放空归零，与当下场域联结。

在一对一排列里，排列师的观察与感知能力显得格外重要，所以本章主要谈观察与感知。

（一）观察与感知

1. 观察

排列师的观察是非常敏锐、精确的，有时候敏锐到有人会误以为是特异功能一样，其实并不是这样。如同全息的道理，由小可以观大，由外可以观内。相由心生，案主的细微动作、表情、衣着打扮、排列出的人偶、色纸位置等，一切都透露给排列师非常重要的信息。排列师要把这些信息放在心里，透过观察外在的信息，我们可以一窥案主内在的心理与系统的动力。

尤其当排列师把所观察到的现象对案主指出来时，往往对案主而言就像是一记当头棒喝，或者像在黑暗里点亮了一盏明灯，这时就有可能敲醒案主，让他更有觉知地知道自己在什么地方，在做什么。

什么时候才会产生这个力量呢？只有当排列师中立地、不带任何企图地、无惧地说出你所观察到的现象时，才能产生这样的力量。

2. 感知

感知来自当我们回归中心，内在成为一个中空的容器，一切来到这个空里的信息都可以观照到；或者像一面镜子，所有来到镜子前面的一切影像、声音、感觉等信息，皆毫不费力地被呈现出来。

感知来自深深的信任，当自己愿意放下过去的经验、知识和理论，放下企图、恐惧和分别心，只是让自己完全交托给存在，遵循生命的大力量的指引而行动，此时所获得的信息，往往是隐藏在系统里的深层动力，甚至连案主自己也没有觉察到。

感知是把自己敞开，保持一定的距离，不聚焦于细节，只是允许所有一切信息同时存在，如同山水画般从中获得一个事物的轮廓印象，了解基本的进行方向，虽非精确细节，但却留给案主可遵循的轨迹与自由挥洒的空间以及有创意性的解决之道。

3. 观察与感知合一

当观察与感知同时进行时，一方面我们警觉、敏锐地看到表面显现的形式信息，另一方面我们从内在去接受感知场域的深层信息。当外在与内在两股信息融会贯通时，超越观察与感知的顿悟就会产生，于石火电光间带给人们深刻的领悟。

（二）如何提升观察力与感知力

提升观察力与感知力最重要的两个途径：静心与多操作个案。

静心是什么？静心就是观照。静心就是回归中心，如在台风眼中心，如如不动地观照着一切。静心就像一个天空里的眼睛，看着自己正在做的所有活动。

静心的方法有很多，对于排列师的观察与感知训练，我发展出一个我很喜欢的静心方式在此分享给大家，叫作"与树木合一"。

静心：与树木合一

到大自然或者公园里找一棵大树，问它："我是否可以邀请你跟我做这个静心练习？"如果你心里面感受到的答案是"可以"，你就站在跟它距离两米的地方，开始这个静心训练。

第一阶段，观察，十分钟。

首先，透过你的眼睛好好地观察，仔细观察这棵树。观察它表面的纹路、树皮的褶皱、颗粒颜色、条纹质地。观察树根是如何长的，观察树根进入泥土里的状态。观察得越仔细越好。你也可以绕圈子从三百六十度仔细观察它。观察它的枝干是怎么生长、怎么分权的，是怎样的伸展角度，上面有没有蚂蚁在爬……观察得越仔细越好。观察它的叶子是什么颜色、什么样的形状纹路、怎样伸展排列，仔仔细细地观察，越仔细越好。

接下来，你往前跨一步，把你所观察到这棵树木的样子，用你的身体展现出来，它是怎么站立、怎么扎根、怎么伸展，它的枝干是怎么样茁壮、挺立，它的枝叶是怎么样分杈、开展，怎样在风中摇摆……把你观察到的样子，仔仔细细地用你的身体展现出来。这是你从外在观察来变成这棵树。

第二阶段，感知，十分钟。

接下来，保持在原位，请闭上眼睛，现在你要从"里面"来感知这棵树。

它的内在是什么样的一个状态？它的根是什么样的一种内在力量往下伸展，这个伸展会停止吗？这些根深入大地时是什么感受？现在你从里面去感觉树干是什么状态，它内在是怎样的能量呈现？它内部汁液输送的时候是什么感受？它内在的精气神是什么状态？当它的枝叶向天空伸展时是如何伸展的？是往上还是往外？是朝向天空还是朝向阳光？去感知整棵树在天空阳光下，在这土壤之上所展现的所有内在情况。

接着，这棵树它有感觉吗？它的感受是什么？是平静的还是喜悦的？是开心的还是忧伤的？是健康的还是受伤的？从内在去体会这棵树的感受。

这棵树有什么想法呢？树能够有想法吗？如果有，它是什么想法呢？好好去感知它。从里面去感知这棵树。

第三阶段，合一，十分钟。

接下来，给自己一个同意的指令："现在我要和这棵树合而为一了。"然后就如同排列的代表者，你现在就代表这棵树，静静观照着你和这棵树合而为一的状态，不带任何头脑的想法或任何批判，不去想这是好的或者是不好的，也不要有任何想象，就只是如实地观照着你跟这棵树合而为一。静静观照着，你就是这棵树。

你就是这棵树。感受着周围所有的一切场域，有鸟叫声吗？有风声吗？有人经过的声音吗？有蟋蟀蝉鸣吗？有小鸟在你身上跳吗？静静地融入这整个场域里，你就只是在空中，观照着一切。

第四阶段，静在，十分钟。

让自己深呼吸一口气，慢慢地回到你自己。然后给你面前的这棵树鞠一个躬，谢谢它给你一个机会成为它。然后让自己闭上眼睛，静静地站着或坐着，静静地休息。大约十分钟后深呼吸一口气，慢慢地睁开眼睛，然后站起来给这棵树一个拥抱，感谢它同你一起经历了一次深层的静心。

这时候你不仅做了静心，有可能你也交到了一位好朋友，以后你可以每天跟这位好朋友一起静心了。

最后，也是最重要的部分，当你回到生活，要将你的静心带入你的个案操作中，并要在你的个案操作里融入静心的质量。

有一个小小的诀窍可以传授给你：在个案操作时，你可以回想你在做静心时的状态，与你的树木好朋友合一时的状态，现在你也可以与当下这个场域合而为一。从此，个案操作就是你最佳的静心。静心也会融入你的个案操作以及你的生活与工作里。此时，两者是一，不是二。

当你静心锻炼与个案操作累积到一定的数量，你的观察与感知将开始相互融合，你会经验到当下场域自己所浮现出来的深层信息。当你无惧地将它说出来时，也许会震惊到所有人，但在深层里，却能为现场所有共鸣的灵魂带来深刻的解脱。这就是"全息智慧"。

第 14 章

一对一排列常见问题答疑

一、一对一个案要做几次？

视案主情况而定，可以弹性把握个案的数量。有些案主的部分需要沉淀、吸收。比如，排列师观察之后，可告诉案主依照自己的经验，这个个案还需要做三次，今天我们先做一部分。做得太多，他是吃不消的。若有需要，可约定何时做第二次个案。一般一个个案，一个小时左右就够了。

二、个案要间隔多长时间？

可能几天、几周或几个月，看案主的需要和消化程度。如果案主接受不了很多，也可以分段进行。如果排列师建议的功课做完了，案主状态比较稳定，告一段落了，就可以进行下一步。不要在案主还没有做功课时，就在同一个议题上反复做。同一个议题，除非有新的重要信息出现，可以再做。不同的议题可以做，然而，有时虽然表面看起来不同，但背后的系统动力是一样的。所以，案主要把建议的功课好好完成，才是最实在的进步方式。

三、个案的效果取决于什么？

个案的效果取决于：一、案主的改变意愿。二、排列师的专业程度。三、案主功课完成的程度。

排列师不要企图在一次个案中就要改变一个人。虽然有时候一次个案效果就很好，就像奇迹发生一样，那可能是因为案主本身素质高、有较高的悟性和强烈的改变意愿。更重要的是，案主发自内心，好好去完成从排列个案里提醒他要做的事。

四、一对一排列可以适用到哪些方面？

（1）家庭人际：建立良好幸福的家庭关系以及工作和人际关系。

（2）企业组织：支持企业做出成功的经营决策，寻找问题解决方案。

（3）事业财富：改善金钱关系，事业与生涯规划抉择，实现人生理想。

（4）身心成长议题：促进健康，改善情绪，唤醒觉知力量，更有活力地活出自己。

五、一对一排列并没有实际的代表，排列师如何去感知人偶代表呢？

排列师可以用手去摸，感知人偶代表的感觉，就好像自己在团体系统排列中担任代表一样。排列师要信任自己的感受，并且可以跟案主交叉验证。如果排列师感觉到人偶代表想要转身，就让人偶代表转身，然后问案主："当我把这个人偶转过身，你感觉怎么样？"案主就会去重新感受，告诉排列师某些答案。让排列师的感知和案主的感受相互交叉，来推动人偶的移动与个案的进行。这没有快捷方式，最重要的是需要静心锻炼与熟练大量个案。

六、排列师不确定自己的感知能力时，该怎么办？

画面在案主心里，并不在排列师心里。排列师可以让案主去感觉、移动，然后再加上自己的感知去核对。但是，如果要成为一位好的排列师，感知能力是绝对必须要提升的，多做静心会非常有帮助。

七、在一对一排列中，如果排列师感知到的和案主感觉的不一致，该相信谁呢？

排列师要相信自己。前提是排列师的感知能力已提升上来了。因为排列师是中立的第三人。一位称职的排列师感知信息是中立的，没有自己的企图，因此他能够感受到真实的场域信息，然后运用专业，在适当的时候回馈给案主，引导案主找到正确的方向。相反，案主对自己的议题很容易会有自己先入为主的想法和感受，甚至会有抗拒。但同时，案主的想法和感觉也是一个非常重要的信息，没有好坏对错，聪明的排列师可以透过案主的感觉与移动，获得背后更深刻的信息，进而顺着这个信息来帮到案主。

八、移动人偶时，如何分辨是自己的感知，还是头脑的判断？

排列师要信赖自己的"身体"，就像做团体排列的代表时一样，要保持在中正的状态。头脑的企图和身体的感觉要分清楚。头脑的企图是制造一个结果，而中正的代表是要找到一个对案主及整体最好的解决方向。排列师要信赖自己的感知，及时和案主核对。要把焦点放在身体的感觉上，这就是多做静心的重要性，静心能帮助我们更精细地觉察。而平常就要多觉察自己，多留意自己头脑运作和身体感觉的区别，在做排列工作的时候才能派上用场。

九、一对一个案时，要不要案主去感知其他人偶，或和其他人偶对话？

不需要。个案的关键是要站在案主的立场去面对一切。排列师可以代表父母或其他人说出其感受，并与案主对话。比如父母有冲突，对于案主来说，去尊重父母，让他站在自己的位置与父母对话；不要让他变成爸爸的角色与妈妈对话，做好自己该做的就好了。因为感知和头脑想象不太容易区分，除非在极少数的情况下有必要，或对个案有帮助时，才让案主站到不同角色与其他代表对话。关键还是要以案主为中心来进行个案对话。

十、当案主没有感觉时，怎么办？

排列个案的目的不是在追求"感觉"，总体而言，是要支持案主探索系统动力，找到解决之道，最重要的是让案主本人及其系统，领悟并朝向生命五大法则。因此，帮助案主"看见"与"领悟"就相当重要。只要案主把相关人员的位置、距离、方向排出来，就是一个最重要的信息呈现。你要好好运用，仔细观察，并带领案主好好地观察。透过观察，就可能为案主带来极大的领悟。因此，对于那些感觉比较迟钝的案主，你要透过"观察"的方式来协助他们。

另外，的确也有些案主把感觉压抑得较深。如果他没有足够的信任，或者排列师没有足够的功力，这些案主不会轻易展现他们的感受。因此，这需要你们之间关系的建立，以及排列师功力的提升，才能帮到这类案主。

十一、一对一排列时，排列师如何做介入？

引导案主去面对，属于介入。如果案主有很多亲人要面对，就引导案主来面对家族里的这些人，问案主："你现在愿意不愿意面对某些人？"引导他："现在，我们来面对你的家人，你准备好了吗？有一些话，你跟着我说，好吗？"介入就是用专业的行为、语言、动作等，支持案主去面对核心的状况和问题。只要你的引导是朝向整体的、正确的方向，你的介入和引导就是在服务和支持案主。如果你的介入是你自己想要怎么样，那你采取的步骤和引导就是个人的介入。要注意两者的区分，不是排列师自导自演。这与真人当代表的情况是一样的。如果没有真正融入场域成员的信息，不管是真人当代表或是人偶的移动，都可能加入自己的企图，所以排列师要谨慎锻炼，仔细分辨。

十二、如果案主需要身体接触，而排列师又是异性，如何做会比较合适？

不管是异性还是同性，若有身体接触，比如拥抱时，可以拿一个毛毯或抱枕挡在两个人身体的中间，这样会好一些。一般做个案时都要安排助理或工作人员在场，这样可以保护双方，而且当有需要协助时，助理或工作人员都可帮忙。如果你事先评估这个个案可能会有身体接触，那更需要预先安排助理或工作人员在场。还有，排列师要去觉察案主是不是清楚地知道你只是在个案环节中代表某个角色。如果你感觉到案主有投射或越界，你就要提醒他。如果不合适，就要避免身体的接触。

十三、一对一色纸操作，排列师有时要做代表，有时要做排列师，如何切换角色？

切换角色时，你要告诉案主，你现在代表谁，并且要调整自己的声音，用所代表角色的声音来说话。例如代表小孩就用小孩的声音说话，代表老人就用老人的声音说话。回到排列师，就用你原本的语调说话。

十四、不了解一对一排列的案主觉得你是自导自演，怎么办？

最好是让案主在做一对一排列之前，先阅读拙著《爱与和解》

等相关书籍，可以的话，先参加讲座或工作坊了解系统排列。相对来说，参加过课程的案主接受度会比较高。同时在个案过程里要及时和案主确认、核对感觉与信息，他就不会觉得你是自导自演。

十五、一对一排列的工作中，谁才是改变的起始点？

答案是案主本身。排列师只是助缘，只是催化的工具，只是帮助案主看到真相的那个人，只是帮他觉察到更深层信息的人。

那改变何时发生？改变始于当案主这份"觉"醒来。觉知自己如何在爱，觉知自己如何使用生命，觉察并承认事实的真相，改变就开始发生了。所以，排列师工作第一要务就是让案主这份"觉"醒来。

系统排列兼跨疗愈和成长，永远不要只是停留在疗愈阶段而已。疗愈是为了给成长做准备，当一个人成长了，问题自然就消失了。因此，要帮助自己，也要帮助案主朝向不断成长的路，活出更好的自己以实现人生使命，创造有爱、觉知、喜乐的生活，开始觉醒。

附录

【附录一】道石教育（TAOS）简介

我们坚信每个人都能成长，

我们坚信每个人都是为了实现人生价值而来，

我们坚信人生的目的就是要活出内在独特的自己，

我们坚信生命的意义就是要开花结果、生生不息！

道石教育是结合现代心理学、系统排列与中国传统文化智慧的教育培训机构。由国际著名系统排列导师周鼎文、游玉凤、易兰珍等联合创办，秉持着"为生命服务"的宗旨，提供具有专业性的家庭教育、生命教育、企业家课程、社会精英教育、心理健康咨询与系统排列等成长课程服务。

道石教育致力于培养正知正念的专业人才。旗下的道石国际系统排列学院为德国与中华系统排列学会所认可，提供业界公认权威严谨的排列师认证训练。至今，已在亚太地区培养了数百名导师，并在德国、美国、澳大利亚的国际系统排列大会、中国科学院心理研究所、中国人社部国家培训网、台大医院、台湾地方法院、北京大学 EMBA 总裁班、首都经济贸易大学等单位演讲授课，受到与会来宾的广泛赞誉与好评。

周鼎文老师秉持着"厚德载道，知行合一"的精神，发起了"牵手大爱　千场公益"活动，足迹遍布海内外，在数十个城市成功举办数百场公益活动，有数十万人从中受益。为生命教育、家庭教育、学校教育、心理教育、司法教育、企业经营与咨询等领域，开启了全新的视野，并激发了人们改变命运、实现愿景的力量。

展望未来，道石教育将会集更多志同道合之士，建立一所结合中西方智慧、适合现代人身心成长的学校，以促进个人成长、家庭幸福、事业成功与社会和谐为目标，共同为我们自己与下一代创造平安、健康、喜乐的生活而努力。

道石教育

官网：www.taos.com.tw

邮箱：service@taos.com.tw

地址：台北市南京东路四段 186 号 7 楼之 2

电话：+886-2-2578-3442

传真：+886-2-2578-1255

道石教育官方微信　　道石教育官网　　道石课程小助手　　周鼎文内在排列引导

【附录二】延伸阅读

·《爱与和解：华人家庭的系统排列故事》（2012），周鼎文，商务印书馆。

·《爱与和解：华人家庭的系统排列故事》（珍藏本）（2017），周鼎文，商务印书馆。

·《读懂孩子：周鼎文家庭教育智慧》（2023），周鼎文，商务印书馆。